의사에게 **살해**당하지 않는 47가지 방법

ISHA NI KOROSARENAI 47 NO KOKOROE
ⓒ MAKOTO KONDO 2012
Originally published in Japan in 2012 by Ascom Inc., TOKYO,
Korean translation rights arranged with Ascom Inc., TOKYO
through TOHAN CORPORATION, TOKYO, and BC Agency, SEOUL.

이 책의 한국어판 저작권은 BC에이전시를 통한 저작권자와의 독점 계약으로 (주)더난콘텐츠그룹에 있습니다.
저작권법에 의해 한국 내에서 보호를 받는 저작물이므로 무단 전재와 복제를 금합니다.

의사에게 **살해**당하지 않는 47가지 방법

곤도 마코토 지음
이근아 옮김

더난출판

**의사에게 살해당하지 않는
47가지 방법**

초판 1쇄 발행 2013년 12월 2일
초판 25쇄 발행 2025년 3월 31일

지은이 곤도 마코토
옮긴이 이근아
펴낸이 신경렬

상무 강용구
기획편집부 이다희 신유미
마케팅 최성은
디자인 신나은
경영지원 김정숙 김윤하

펴낸곳 (주)더난콘텐츠그룹
출판등록 2011년 6월 2일 제2011-000158호
주소 04043 서울시 마포구 양화로12길 16, 7층(서교동, 더난빌딩)
전화 (02)325-2525 | **팩스** (02)325-9007
이메일 editor1@thenanbiz.com | **홈페이지** www.thenanbiz.com

ISBN 978-89-8405-739-5 13510

- 이 책 내용의 전부 또는 일부를 재사용하려면 반드시 저작권자와
  (주)더난콘텐츠그룹 양측의 서면에 의한 동의를 받아야 합니다.
- 잘못 만들어진 책은 구입하신 서점에서 교환해 드립니다.

[추천사]

과잉 진료의 현실을
되짚어보는 기회가 되길 바라며

　이 책의 서문을 의뢰받았을 때, 처음에는 주저하는 마음이 앞섰다. 저자의 주장이 한쪽으로 치우쳐 있고, 약간 과격하다는 느낌이 들었기 때문이다. 대표적인 주장을 꼽자면, "항암제는 독이고, 암 치료는 고통만을 가중시킬 뿐"이라는 내용이다.
　매일 '라디오 주치의 이충헌입니다'라는 프로그램과 '9시 뉴스'를 통해 의학 정보를 전하는 의학 전문기자 입장에서는 균형 잡힌 시각이 가장 중요하다. 그동안 검증되고 의미 있으면서도 정확한 의학 정보를 전하려고 노력하는 나로서는 부담이 되는 것이 사실이었다.
　하지만 저자는 일본 유수의 병원에서 암을 치료하는 전문의이다. 이 책이 수많은 환자를 치료한 저자의 임상 경험을 바탕으로 했다는 사실은, 결코 가벼운 책이 아니라는 것을 시사한다. 현대 의학은 구조적으로 과잉 진료의 위험성을 갖고 있다. 로봇 수술 같은 첨단 치료 장비나, 최신 암 치료기 등이 속속 도입되고 있지만, 환자의 수명과 삶의 질이 나아졌는지는 한번 따져볼 일이다.

'암'은 우리나라에서 과잉 진료가 이루어지는 대표적인 질병이다. 임종을 앞둔 말기 암 상태에서도 항암제를 투여하는 경우는 비일비재하다. 암 환자가 숨지기 2개월 전에 1년 치료비의 절반을 쓴다는 조사 결과도 있다. 저자는 암으로 고통받다가 죽는 것은 "암 때문이 아니라 암 치료 때문"이라고 주장한다. 우리나라는 과잉 진료가 이루어지기 쉬운 환경인 만큼 이 책이 지니는 의미는 크다. 우리나라 국민의 병원 이용률은 세계 최고 수준이다. 또한 우리나라는 전 세계에서 병원 문턱이 가장 낮은 나라에 속한다. 3,000원만 내면 아무 때나 동네 의원에서 전문의를 만날 수 있다. 대기 시간이 좀 걸리기는 하지만, 대통령 주치의처럼 소문난 명의한테도 1만 원 정도면 진료를 받을 수 있다.

유럽 각국은 복지국가임에도 불구하고 우리나라보다 병원 문턱이 높다. 네덜란드의 경우 감기 증상 때문에 주치의에게 진료를 받으려면 2~3일이 걸린다. 전화로 미리 예약을 해야 하고, 당일 진료는 아예 받지 않기 때문이다. 더 큰 병원에 가고 싶어도 주치의가 허가하지 않으면 갈 수가 없다. 주치의 제도가 국민의 병원 이용을 조절하고 있는 것이다.

　우리나라는 상황이 다르다. 우선 병원 이용을 제어하는 주치의 제도가 없다. 진료비도 저렴하다 보니 많은 사람들이 조금만 아파도 병원을 찾는다. 의사들도 낮은 수가에서 수익을 내려면 환자를 많이 진료해야 한다. 그로 인해 간혹 필요 없는 검사나 시술이 시행되기도 한다. 구조적으로 과잉 진료가 나타나기 쉬운 환경인 것이다. 그러다 보니 우리나라 성인의 27퍼센트가 만성 질환으로 병원에 다니고 있으며, 외래 진료 건수는 경제협력개발기구(OECD) 평균의 7배가 넘는다.

　저자는 이 같은 모습을 "편의점 가듯 병원에 가는 사람들"이라고 표현한다. 문제는 과잉 진료의 폐해가 환자에게 고스란히 돌아간다는 사실이다.

　저자는 우리 몸의 자연 치유력을 강조한다. 감기에 걸렸을 때 "약을 먹으면 7일, 약을 먹지 않으면 일주일"이라는 우스갯소리가 있다. 감기 바이러스를 죽이는 약은 없기 때문에, 감기약은 통상 발열 등의 증상을 조절하기 위해 처방된다. 하지만 약은 우리 몸이 바이러스에 맞서 싸우는 힘을 떨어뜨릴 수 있다. 이전보다는 많이 개선되었지만, 아직도 우리나라의 항생제 처방률은 세계적으로 가장 높은 수준이다. 이는 의사들 탓만은 아니다. 오히려 환자들이 약을 요구하는 경우가 더 많다. 약은 잘못 쓰거나 과하면 '독'이라는 사실을 기억할 필요가 있다.

또한 저자는 혈압이나 콜레스테롤의 '기준치'가 점점 낮아지는 것은 제약회사의 농간이라고 말한다. 저자의 이런 생각은 나름대로 설득력이 있다. 정상 수치가 내려가 고혈압이나 고지혈증 환자가 늘어날수록 제약회사의 이익은 커지기 때문이다. 고혈압이나 고지혈증이 발견되면 먼저 운동이나 식습관 교정 등을 통해 혈압이나 콜레스테롤 수치를 떨어뜨릴 수 있다. 살을 빼고 근력 운동을 통해 근육이 늘어나면 혈압과 콜레스테롤은 정상화된다. 그러나 주위에서 그런 사람들을 찾기는 쉽지 않다. 꾸준히 운동을 하고, 생활 습관을 교정하는 것이 말처럼 쉬운 일이 아니기 때문이다. 상당한 의지를 갖고 시작을 해도 열에 아홉은 실패한다. 사람들이 습관을 바꾸는 것보다는 약을 복용하는 것을 훨씬 쉽게 생각한다는 말이다.

저자는 혈압이나 콜레스테롤 수치가 조금 높아도 건강에 큰 이상을 일으키지 않는다고 주장한다. 나이가 들면 누구나 자연스럽게 혈압이 상승한다고 말한다. 노인의 경우 콜레스테롤 수치가 정상보다 낮으면, 사망률이 증가한다는 것은 잘 알려져 있다. 그러나 고혈압이나 고지혈증이 심장병이나 뇌졸중 등의 원인이 된다는 것은 수많은 연구를 통해 밝혀진 진실이다. 페니실린 같은 항생제가 나온 이후 인류의 평균수명은 수십 년이나 늘었다. 인류의 수명을 늘린 또 다른 약으로는 고지혈증 치료제가 꼽힌다. 콜레스테롤 수치가 높으면 동맥경화를 가속화시켜 심장병이나 뇌졸중 등으로 이어진다. 운동이나 식습관으로도 조절이 안 되면 약을 써서라도 콜레스테롤 수치는 철저히 조절할 필요가 있다.

만성 질환에 시달리는 환자들 중에는 많은 약을 한꺼번에 복용하는 경우가 많다. 예를 들어 혈압약, 당뇨약, 고지혈증 치료제를 한꺼번에 먹는 사람도 종종 있다. 이렇게 여러 약을 복용하다 보면, 약물의 상호작용으로 부작용이 생길 가능성이 높아진다. 따라서 가능한 한 "약을 복용하지 말라"는 저자의 주장은, 너무 약에 의존하지 말라는 수준으로 받아들이면 좋겠다. 실제로 약을 여러 알 복용하기보다는 규칙적인 운동, 건강한 식습관을 통해 약을 최소한으로 줄일 필요가 있다.

우리나라는 전 세계적으로 건강검진이 가장 활성화된 나라이다. 우리나라의 암 치료 성적은 미국보다 훨씬 더 우수하다. 이는 건강검진을 통해 조기에 발견된 암이 많기 때문이다. 완치로 보는 5년 생존율이 위암, 대장암 등 주요 암에서 70~80퍼센트를 넘는다.

그러나 이런 치료 성적에 대해 한번쯤 의심해 볼 필요가 있지 않을까? 혹시 가만히 내버려두어도 되는 암을 검진을 통해 미리 발견해 수술한 것은 아닌지 말이다. 조기 암이 많을수록 전체 치료 성적은 높아질 수밖에 없다. 문제는 불필요한 수술 과정에서 환자가 입는 피해이다. 굳이 필요 없는 수술인데도 장기를 떼어냈다면, 환자는 평생 불필요한 후유증에 시달리게 된다. 따라서 건강검진을 할 필요가 없다는 저자의 주장은 한번쯤은 생각해 볼 문제이다.

또 다른 건강검진의 폐해는 방사선 피폭이다. 검진에서 많이 사용되는 CT는 피폭량이 흉부 X선 검사의 100배가 넘는다. 특히 전신 암 검사로 통용되는 PET-CT의 경우 한 번 검사에 흉부 X선 검사의 200배, 연간 방사선 피폭 한도의 20배를 넘어선다. 방사선은 담배와 함께 대표적인 발암물질이다. 담배 연기를 들이마시는 양에 비례해 암 발생 위험이 커지는 것처럼, 방사선 피폭도 마찬가지이다. 진단을 위해 꼭 필요한 경우가 아니라면 인공 방사선에는 적게 노출될수록 좋다.

조금 살집이 있는 사람이 더 오래 산다거나, 기름진 음식을 너무 멀리할 필요가 없다는 저자의 의견은 최근의 연구를 통해 사실로 밝혀지고 있다. 특히 비타민 보충제 무용론에 대해서는 나도 저자와 같은 생각이다. 이 책에 나온 '핀란드 쇼크'가 대표적인 예이다. 남성 흡연자를 대상으로 베타카로틴을 복용하게 한 결과, 폐암 발생률이 18퍼센트나 증가했고, 사망률도 8퍼센트 높아졌다고 한다. 비타민이 암이나 심장병 예방에 효과가 없고, 사망률도 낮추지 못한다는 사실은 권위 있는 연구들을 통해 속속 밝혀지고 있다. 비타민E의 경우는 뇌출혈 위험을 높인다는 연구 결과도 있다.

소금이 고혈압에 나쁘지 않다거나, 독감 백신을 맞을 필요가 없다는 저자의 주장은 곧이곧대로 받아들일 필요는 없다. 짜게 먹는 습관은 혈압을 상승시키고 위암의 원인이 되며 콩팥에도 좋지 않다. 독감 백신의 경우 건강한 사람은 굳이 독감 예방주사를 맞을 필요는 없지만, 노약자의 경우 폐렴 합병증을 줄이기 위해 독감 예방주사를 맞는 것이 좋다.

결론적으로 말하건대, 부디 나무만 보지 말고 숲을 보기를 바란다. 이 책은 자연 치유력을 높이기 위한 최소 의료를 지향한다. 불필요한 약이나 시술로부터 우리 건강을 지키기 위한 대안을 제시하고 있는 것이다. 이 책을 읽고 나면 내가 받고 있는 검사나 치료가 혹시 과한 것은 아닌지 한번쯤 짚어보게 된다. 아울러 약에 의존하기보다 운동을 시작하거나 생활 습관을 바꿀 마음이 생긴다면, 이 책이 지니는 가치는 그것으로 충분하다고 본다.

정신과 전문의 이충헌

KBS 의학 전문기자, KBS1 라디오 〈라디오 주치의 이충헌입니다〉 MC

[감사의 글]

제60회 기쿠치간상을 수상하며

나는 의사임에도 불구하고, 지금까지 의학계 사람들이 싫어하는 말만 해왔다.

"암은 절제하지 않아야 낫는다."
"항암제는 효과가 없다."
"건강검진은 백해무익하다."
"암은 원칙적으로 방치하는 편이 좋다."

이런 이유로 의학계로부터 상은 고사하고 빈축만 사왔기에, 이렇게 훌륭한 상을 받게 된 것이 참으로 반갑고 기쁘지 않을 수 없다.

의학계의 별종으로 불리는 나를 격려해 주는 상으로 알고 감사히 받겠다.

내가 이 상을 받을 수 있었던 것은, 나의 치료법을 선택해 준 환자들이 있었기 때문이다. 유방암의 경우 유방을 전부 절제하는 것이 상식이던 때에, 나의 이야기를 듣고 유방을 온전히 보존하는 요법을 선택해 준 환자들이 있었다. 그들의 용기 있는 선구자적 행동이 있었기에, 현재 '유방보존요법'은 유방암의 표준 치료법이 되었다.

또한 암은 치료하지 않는 편이 오래 살 수 있다는 나의 말을 이해하고, 암을 방치하기로 결정한 150명 이상의 환자들이 보낸 지지도 한몫을 했다. '암 방치요법'이 자리를 잡게 된 것은 바로 그들 덕분이다. 이에 기쿠치간상은 나뿐만 아니라 그들 환자들에게도 수여된 것이라고 생각한다.

---

*기쿠치간상은 일본의 문학가 기쿠치 간(菊池寛, 1888~1948년)을 기념해 제정된 문화상이다. 문학, 연극, 영화, 신문, 방송, 잡지, 출판 등의 분야에서 그해에 가장 창조적인 업적을 이룬 개인이나 단체에 수여된다.

차례

[추천사] 과잉 진료의 현실을 되짚어보는 기회가 되길 바라며 ...5
[감사의 글] 제60회 기쿠치간상을 수상하며 ...12
[시작하는 글] 문제는 '병'이 아니라 '치료법'이다 ...18

PART 1   의사가 병을 만들고 환자를 만든다

01 환자는 병원의 '봉'이 아니다! ...32
02 병원에 자주 가는 사람일수록 빨리 죽는다 ...36
03 노화 현상을 질병으로 봐서는 안 된다 ...40
04 '혈압 130'은 위험 수치가 아니다 ...44
05 혈당치를 약으로 낮추면 부작용만 커진다 ...48
06 콜레스테롤 약으로는 병을 예방할 수 없다 ...52
07 암 오진이 사람 잡는다 ...56
08 암의 조기 발견은 행운이 아니다 ...60
09 암 수술하면 사망률이 높아진다 ...64
10 한 번의 CT 촬영으로도 발암 위험이 있다 ...68
11 의사를 믿을수록 심장병에 걸릴 확률이 높다 ...72

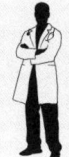

PART 2 병을 고치려고
싸우지 마라

12 3종류 이상의 약을 한꺼번에 먹지 마라 ...78
13 감기에 걸렸을 때 항생제 먹지 마라 ...82
14 항암 치료가 시한부 인생을 만든다 ...86
15 암은 건드리지 말고 방치하는 편이 낫다 ...90
16 습관적으로 의사에게 약을 처방받지 마라 ...94
17 암 환자의 통증을 다스리는 법 ...98
18 암 방치요법은 환자의 삶의 질을 높여준다 ...102
19 편안하게 죽는다는 것은 자연스럽게 죽는 것이다 ...106

PART 3 암 검진과 수술 함부로 받지 마라

20 암 검진은 안 받는 편이 낫다 …112
21 유방암·자궁경부암은 절제 수술하지 마라 …116
22 위 절제 수술보다 후유증이 더 무섭다 …122
23 1센티미터 미만의 동맥류는 파열 가능성이 낮다 …126
24 채소주스, 면역요법 등 수상한 암 치료법에 주의하라 …132
25 면역력으로는 암을 이길 수 없다 …138
26 수술로 인한 의료사고가 너무 잦다 …142

PART 4 잘못된 건강 상식에 속지 마라

27 체중과 콜레스테롤을 함부로 줄이지 마라 …150
28 영양제보다 매일 달걀과 우유를 먹어라 …154
29 술, 알고 마시면 약이 된다 …158
30 다시마나 미역을 과도하게 섭취하지 마라 …162
31 콜라겐으로 피부는 탱탱해지지 않는다 …166
32 염분이 고혈압에 나쁘다는 것은 거짓이다 …170
33 커피는 암, 당뇨병, 뇌졸중 예방에 좋다 …174

PART 5 내 몸 살리려면 이것만은 알아두자

34 건강해지려면 아침형 인간이 되라 ...180
35 지나친 청결은 도리어 몸에 해롭다 ...184
36 큰 병원에서 환자는 피험자일 뿐이다 ...188
37 스킨십은 통증과 스트레스를 줄여준다 ...192
38 입을 움직일수록 건강해진다 ...196
39 걷지 않으면 모든 것을 잃는다 ...200
40 독감 예방접종은 하지 않아도 된다 ...204
41 '내버려두면 낫는다'고 생각하라 ...208

PART 6 웰다잉, 죽음을 어떻게 맞이할 것인가

42 건강하게 오래 살 수 있는 네 가지 습관 ...214
43 희로애락이 강한 사람일수록 치매에 안 걸린다 ...218
44 100세까지 일할 수 있는 인생을 설계하라 ...222
45 당신도 암에서 예외일 수는 없다 ...226
46 자연사를 선택하면 평온한 죽음을 맞을 수 있다 ...230
47 죽음을 대비해 사전의료의향서를 써 놓자 ...234

[시작하는 글]

문제는 '병'이 아니라 '치료법'이다

세계에서 의사를 가장 좋아하는 일본인

어느 날 한 환자가 찾아와 내게 이렇게 말했다.

"선생님, 저 죽을 뻔했습니다. 독감 예방주사를 맞았는데, 몸 상태가 안 좋아져서 병원에 실려 갔어요. 어떻게 낫기는 했지만 정말 무섭더군요."

나는 이렇게 조언했다.

"그건 예방주사 때문에 그래요. 앞으로는 맞지 마세요."

그가 "네, 알겠습니다"라고 답했다.

그런데 다음 해 그 사람이 또 찾아와 이렇게 말했다.

"올해도 독감 예방주사를 맞았어요."

만담 같은 이야기이지만 병원에 있다 보면, 실제로 이런 일들을 자주 겪게 된다. 불길로 날아드는 나방처럼, 스스로 의사에게 달려들어 생명을 잃거나 목숨을 단축하는 사람들이 너무 많다는 말이다.

일본인은 세계에서 병원을 가장 좋아하는 국민이다. 1년에 평균 14회 정도 병원을 찾는데, 이 수치는 선진국의 2배 이상이나 된다. 건강검진이나 암 검진도 국가 차원에서 적극적으로 장려하고 있기 때문에 부지런히 검사를 받는다.

"병원에 가면, 의사가 어떻게든 해줄 거야."

"병에 대해서는 의사가 전문가니까 병을 예방하고 치료하는 방법도 잘 알고 있을 거야."

사람들 대부분이 이렇게 별 생각 없이 의사를 믿고 따르기 때문에, 죽을 뻔한 경험이 있더라도 다시 의사를 찾는다.

감기약도 항암제도 병을 낫게 하지는 못한다

의사는 정말로 당신의 병을 예방하거나 고쳐주는 것일까?
의사인 내가 말하는 것이 거북하긴 하지만, 답은 '아니다'이다.
감기, 두통, 고혈압, 고(高)콜레스테롤혈증(고지혈증), 부정맥, 암 등 질병의 90퍼센트는 의사에게 치료를 받는다고 해도 낫거나 회복이 빨라지지는 않는다. 게다가 그 부작용이나 후유증의 위험은 매우 크다.

예를 들어 감기 바이러스에 작용해서 감기를 치료하는 감기약은 아직 발견되지 않았다. 열을 낮추는 해열제나 기침약 등 불쾌한 증상을 일시적으로 진정시키는 '대증요법(對症療法)의 약'은 몸을 잠시 편하게는 해주겠지만 회복은 오히려 더디게 한다. 발열이나 기침 같은 증상은 전부 우리 몸이 바이러스를 몰아내려고 싸우고 있는 신호이다. 대증요법 약은 이런 우리 몸의 치유력을 방해할 뿐이다.

독감 백신(예방접종)이나 리렌자(Relenza : 입안에 뿌려 들이마시는 세계 최초의 흡입식 독감 전문 치료제) 같은 치료약은, 실제로 독감을 예방했다거나 치료했다는 의학적 증거가 없다. 기껏해야 '효과가 기대된다'는 수준이다. 한편 감기약이나 독감 백신의 부작용으로 사망한 사람은 상당수에 이른다.

고혈압 기준치를 조작해 치료약의 매출을 증가시킨다

일본의 경우 고혈압 환자는 4,000만 명, 고콜레스테롤혈증 환자는 3,000만 명, 당뇨병은 예비군을 포함해 2,300만 명에 달한다. 이러한 수치만 보면 일본에는 엄청난 수의 '병자'가 있는 것 같다. 그러나 나는 이런 상황을 약을 팔기 위한 제약회사와 의사의 속임수라고 생각한다.

예를 들어 '이 정도부터는 치료하는 편이 좋다'라는 고혈압의 진단 기준이 특별한 근거도 없이 계속 낮아지고 있다. 오랜 기간 동안 160mmHg였던 최고혈압(수축기)의 기준이, 2000년에는 140mmHg로, 2008년의 대사증후군 검진에서는 130mmHg까지 내려간 상태이다.

나이가 들면 대개 혈압이 높아지기 마련이다. 50세가 넘으면 '최고혈압 130mmHg'는 일반적인 수치이다. 하지만 현행 기준에 따르면 이 수치로도 고혈압 환자가 되어 혈압 강하제로 치료받는 처지가 된다.

그 결과, 약품 업계는 큰 이익을 보게 되었다. 1988년에 약 2,000억 엔이었던 혈압 강하제 매출이, 2008년에는 1조 엔을 넘어섰다. 20년 동안 매출이 무려 6배나 뛰어오른 것이다. 그야말로 혈압 상술의 대성공이라고 말할 수 있다.

총콜레스테롤 수치도 마찬가지이다. 이 수치가 높은 편이 오래 산다는 것은 이미 10년 전에 밝혀졌지만, 기준치는 좀처럼 높아지지 않고 있다. 스타틴(Statin) 계열의 콜레스테롤 저하제는 연간 2,600억 엔에 달하는 물량이 판매되고 있다. 콜레스테롤 관련 의료비는 그 금액의 3배에 달한다고 한다. 문제는 혈압 강하제나 콜레스테롤을 약으로 낮추면 수치는 개선되어도 생명을 단축할 위험이 높아진다는 것이다. 이는 세계적으로 실시된 수만 명 규모의 추적 조사에 의해 명확히 밝혀진 사실이다.

대부분의 암은 치료할수록 생명이 단축된다

암의 90퍼센트는 치료하는 것보다 그냥 방치하는 편이 건강하게 더 오래 살 수 있다. 유명한 아나운서였던 이쓰미 마사타카(逸見政孝)는 자신이 악성 굳은암종(carcinoma)이라는 사실을 밝힌 뒤, 대수술을 받고는 3개월 만에 세상을 떠났다.

나는 20년 동안 150명 이상의 '암 방치 환자'를 지켜봐왔지만, 굳은암종이라도 몇 개월 만에 사망한 경우는 단 한 사람도 없었다. 평소대로 생활하면서도 3년에서 길면 9년 동안 살다가 사망한 환자들도 몇 명이나 된다.

항암제는 맹독이다. 항암제의 효과란 '암 덩어리를 일시적으로 작게 하는 것'일 뿐, 암을 치료하거나 생명을 연장하는 데 도움이 되지는 않는다.

일본인의 암은 대부분 위암이나 유방암처럼 덩어리로 이루어진

고형암으로, 그런 암에는 항암제가 아무런 효과도 발휘하지 못한다. 고통스러운 부작용을 일으키거나 수명을 단축하는 작용만 할 뿐이다.

그러면 암 검진은 어떨까? 그 역시 유효하다는 증거는 하나도 없다. 암을 아무리 '조기 발견, 조기 치료' 해도 1960년대부터 암으로 인한 사망자의 비율은 떨어지지 않고 있다. 표면적으로 드러나는 증상 없이 검사에서 발견된 암은 대부분 생명을 앗아가지 않는 '유사 암'이다. 진짜 암이라면 이미 전이가 되었을 것이므로 절제 수술이나 항암제 치료를 하는 것은 의미가 없다. 즉 유사 암이든 진짜 암이든, 암은 될 수 있는 한 방치하는 편이 편안하게 더 오래 살 수 있다.

폭력배나 강도보다 무서운 의사들

주변을 둘러보면 병원에서 치료를 받다가 생명을 잃거나, 장애가 생기는 일이 드물지 않다는 것을 알 수 있다. 아나운서 이쓰미 마사타카의 예처럼 활기차게 일하던 사람이 갑자기 암이 발견되어 수술이나 치료를 받고는, 몇 달 만에 사망하는 비극은 여전히 자주 일어나고 있다. 그 환자들이 죽기 직전까지 겪는 투병의 고통도 이만저만이 아니다. 엄청난 권태감, 구토, 탈모, 급격한 쇠약증 등에 끊임없이 시달리게 된다.

사실 위암, 식도암, 간암, 자궁암 같은 암은 방치하면 고통을 겪지 않는다. 극심한 고통 속에서 죽음을 맞는 이유는 불필요한 '암 치료' 때문이다. 그런데도 의사들은 찾아온 환자들에게 "암은 무서운 병이니, 즉시 치료해야 한다"고 속삭인다.

이는 암에만 해당되는 이야기가 아니다. 건강검진에서 대사증후군이라는 진단을 받고 조깅을 시작했다가 심근경색으로 돌연사하거나, 뇌 검사에서 동맥류가 발견되어 수술을 했는데 전신마비가 되는 등 병원에서 검사나 치료를 받고 수명이 단축되는 일은 비일비재하다.

어찌 보면 의사는 폭력배나 강도보다 무서운 존재이다. 폭력배는 보통 일반 사람들을 죽이거나 신체 부위를 절단하지는 않는다. 강도도 대개는 돈만 빼앗는다. 하지만 의사들은 환자를 위협해서 돈을 내게 할 뿐만 아니라 환자의 몸을 상하게 하거나 생명까지 잃게 한다.

약을 잘못 쓰면 치명적인 부작용을 초래한다

나도 어렸을 적에는 열이 날 때 개업의인 아버지께 주사를 맞았다. 말라리아에 걸려 고열이 났을 때는 항생물질을 지나치게 투여받은 탓에, 다리 근육이 변성되어 무릎이 구부려지지 않아 근육구축증(筋拘縮症)에 걸릴 뻔한 적도 있다. 그 때문에 나는 한동안 다리를 절고 다녀야 했다.

물론 말라리아가 나은 것은 항생물질 덕분일지도 모른다. 그러나 치료에 도움이 되기는 해도 부작용으로 장애가 발생할 위험도 있다.

그럼에도 아버지와 나는 의학을 굳게 믿었다. 독감이 기승을 부리던 초등학교 고학년 때에는 같은 반 친구를 10명이나 데리고 와서 아버지께 예방주사를 놔 달라고 부탁한 적도 있다. 당시 아버지께서는 그런 나를 혼도 내지 않고 친구들에게 주사를 놔 주셨기에, 나는 속으로 우쭐거리기까지 했다. 이후 나는 아버지의 뒤를 따라 의학의 길을 선택했다. 학교에 다니면서 결혼도 했다. 아이가 태어난 후에는, 내 아이에게도 스스럼없이 약을 먹였다. 약을 잘못 써서 생기는 해로움에 대해 알지 못했기 때문이다. 약이 우리 몸에 얼마나 심각한 해를 끼치는지를 알게 된 것은 의사가 되고 나서였다.

많은 아이들이 독감 백신이나 해열제의 부작용으로 인해 뇌에 장애가 생겨 하룻밤 사이에 치매 상태가 되거나, 생명을 잃기도 한다. 독감 백신이나 해열제에는 병을 예방하거나 치료하는 힘이 없다. 이러한 사실을 알았을 때는 정말이지 등골이 오싹했다. 지금까지 내가 얼마나 위험한 일을 해왔는지 깨닫게 된 것이다.

이 같은 사례를 계기로 나는 "의료의 좋은 부분만 취하고, 위험은 피하는 방법을 찾아야겠다. 쓸데없이 고통스럽기만 한 치료나, 비참한 죽음은 하나라도 줄이고 싶다"라는 간절한 바람을 가지게 되었다.

잘려나가는 가슴을 구하라

나는 게이오대학교 의학부를 졸업한 후, 방사선과에 들어가 방사선 치료를 전문으로 연구하고 학생들을 가르치면서 외래환자를 진찰해 왔다.

이후 미국에서 유학을 하면서 일본의 암 치료 방식에 의문을 가지게 되었고, 1988년에는 이런 생각을 정리해 '유방암은 절제하지 않아도 된다 : 치유율은 같은데 함부로 유방을 자르는 것은 외과의사의 범죄행위가 아닌가'라는 논문을 월간 〈문예춘추(文藝春秋)〉에 발표했다.

당시 서양에서는 병소(病巢)만을 잘라내는 '유방보존요법'이 이미 보편화되어 있었지만, 일본에서는 유방을 전부 떼어내는 시술이 당연시되었다. 너무나 참혹한 일이 아닐 수 없다.

나는 혼자서라도 일본에서 유방보존요법을 전파해 여성들의 잘려나가는 가슴을 구해 내고 싶었다. 그보다 훨씬 전인 1983년에 누나가 유방암이라는 사실을 알았을 때도, 서양의 치료 성적을 보여주며 "나라면 보존요법을 택하겠어"라고 말했다. 당시 누나는 나의 의견에 동의해 보존요법을 선택했고, 30년이 지난 지금도 여전히 건강을 유지하고 있다.

〈문예춘추〉에 실린 나의 논문은 반향을 불러일으켰고, 이후 나를 찾아와 보존요법을 선택하는 환자가 폭발적으로 늘어났다. 어떤 해는 일본 유방암 환자의 1퍼센트에 달하는 수가 보존요법을 선택한 때도 있었다. 20년이 지난 지금 일본에서는 유방암이 발견된 여성의 60퍼센트 이상이 보존요법을 선택하고 있다.

나는 전 세계의 암 치료 실태에 대해 폭넓게 공부해 왔다. 그렇기에 환자 본인에게 암이라는 사실을 100퍼센트 알리고 기존 암 치료에 대한 나의 생각을 알려줘야 한다고 생각했다. 아마도 그것은 일본에서 처음 있는 일이었을 것이다.

1996년에 나는《암과 싸우지 마라》라는 책을 출간했다. 이 책을 통해 암에는 진짜 암과 유사 암이 있으며, 어느 쪽이든 수술이나 항암제로 치료하는 것은 90퍼센트 쓸데없는 짓이라는 내용을 발표하여 학계에 엄청난 논쟁을 일으켰다.

이후에는《좋지 않은 치료, 나쁜 의사에게서 도망가는 방법》,《대학병원이 환자를 죽일 때》등의 저서를 출간해 의료 전반의 문제를 다루기도 했다.

나는 지금까지 30년 동안 주말에도 빠짐없이 매일 아침 6시면 연구실로 출근해, 진찰 시간 이외에는 의학 논문을 읽거나 집필을 하고 있다. 어떨 때는 하루 종일 붙박이처럼 책상에 앉아서 연구를 하기도 한다.

암과 쓸데없이 싸우지 마라

2012년은 그 어떤 해보다 내게 특별한 해였다. 우선 최장 22년을 지켜봐왔던 '암 방치 환자'들의 경과를 《암 방치요법을 권함 : 환자 150명의 증언》이라는 책으로 총정리해서 출간했기 때문이다. 《암과 싸우지 마라》의 '유사 암' 이론을 실제로 증명하게 되어 어깨의 짐을 내려놓은 것만 같았다.

대학병원에서 외래환자를 진료하면서 암 치료를 하지 않는, 어떤 의미에서는 기적이라 할 수 있는 일을 지금까지 계속해 올 수 있었던 것은 게이오대학교의 자유와 독립자존 정신 덕택이라고 생각한다. 정말 감사한 일이 아닐 수 없다. 게다가 전혀 생각지도 못했는데 제60회 '기쿠치간상'도 수상했다. 1988년 〈문예춘추〉에 '유방암은 절제하지 않아도 된다'는 글을 기고했을 때, 나는 "이것은 일본 의학계를 향한 선전포고이다. 이제 출세는 꿈도 꿀 수 없고, 병원에서도 따돌림을 당할 것이다. 하지만 단 한 사람이라도 알아준다면 그것으로 충분하다"는 생각으로 결의를 굳히고 혼자서 싸워왔다. 그런데 이런 나를 뒤에서 지켜본 이들이 있었던 것이다. 그런 의미에서 기쿠치간상을 받게 되어 진심으로 기쁘다.

이 책은 쓸데없이 고통스럽기만 한 치료 방식이나, 의료에 의한 비참한 죽음에서 벗어날 수 있는 방법을 설명했다.

예를 들어 최근에 '예방 의학'이 인기를 끌고 있는데, 그것은 사실 '환자를 불러 모으는 의학'에 지나지 않는다. 속된 말로 의사의 봉이 되지 않도록 주의해야 한다. 대학병원이나 국립암센터처럼 시설이 잘 갖추어져 있고, 흔히 '좋은 병원'으로 여겨지는 큰 병원은 도리어 '좋은 실험 대상이 되는 병원'이라고 생각하는 것이 좋다.

암으로 고통스러워하다가 죽는 것은 암 때문이 아니라 '암 치료' 때문이다. 하지만 의사는 무조건 암 때문이라고 말한다. 바로 그 점에 속지 말아야 한다. 기본적으로 자각 증상이 없고 식사도 맛있게 할 수 있다면, 의사에게 "어디가 좋지 않다"라는 말을 듣거나 암이 발견되어도 신경 쓰지 않아도 된다. 이때 서둘러 치료를 하게 되면 그만큼 수명이 단축된다. 지금은 의학 정보를 찾아보려고 노력하기만 하면 책이나 인터넷 등을 통해 얼마든지 정보를 손에 넣을 수 있다.

내가 하고 싶은 말은, 지금까지 병에 대해서 의사만을 믿고 따랐다면 생각을 전환해 의사를 의심하고, 스스로 병에 관해 찾아보고 생각하는 습관을 들이도록 하자는 것이다.

한마디로 의사에게 살해당하지 않는 방법을 습득해 자신의 것으로 만들어 무의미한 죽음에서 자신을 지킬 수 있도록 해야 한다. 나의 생명, 나의 몸, 나의 인생은 하나뿐이니까 말이다.

곤도 마코토

의 사 에 게 **살 해** 당 하 지 않 는 4 7 가 지 방 법

그러면 의사의 건강 지도가 과연 질병의 예방이나 건강 장수에 도움이 되는 것일까? 이에 대해 핀란드의 한 연구 팀이 15년에 걸쳐 세밀한 추적 조사를 실시했다. 결론부터 말하자면, "정기적인 건강검진으로 병이나 이상이 발견되면 생활 습관을 개선하고, 그 후에도 검사치에 문제가 있다면 의사로부터 약을 처방받는다"는 식의 노력은 무의미하거나 오히려 위험하다.

의사가 병을 만들고 환자를 만든다

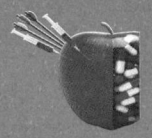

PART 1

01
—

환자는 병원의 '봉'이 아니다!

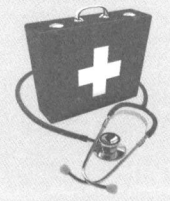

편의점 가듯
병원에 가는 사람들

주변을 둘러보면 기침이나 열이 조금만 나도 '일단 병원에 가자'라고 생각하는 사람들이 많다. 왜 이렇게 병원을 좋아하는 사람들이 많은 것일까? 일본인의 기질이 성실하고 걱정이 많은 탓도 있겠지만, 무엇보다 의료보험증만 있으면 누구라도 원하는 의료기관에서 전국 어디서나 동일한 가격으로 진찰받을 수 있기 때문일 것이다.

수도꼭지를 틀면 안전하게 마실 수 있는 물이 콸콸 쏟아지고, 세계 최고 수준의 의료 서비스를 마음껏 자유롭게 받을 수 있다는 점은 일본인으로서 자랑할 만한 일이다. 실제로 일본인은 몸이 아픈 경우 언제라도 병원에 가서 보험증만 제시하면 30퍼센트 정도의 본인 부담으로 필요한 치료를 받을 수 있다. 일본인에게 이런 정책은 당연한 권리이지만, 공적 의료보험제도는 국가별로 크게 차이가 난다.

예를 들어 맹장염(급성 충수염)에 걸린 경우, 일본에서는 환자 부담분까지 포함하여 전체 의료비가 30~40만 엔 정도이다. 본인 부담이 고액이라도 보통 8만 7,000엔을 넘으면, 초과분은 고액 요양비(월간 본인 부담액이 일정 금액을 초과하면 보험조합에서 초과분을 지급하는 제도-옮긴이)로 대신 지불해 준다.

미국에서는 맹장염으로 입원한 경우, 의료비의 중앙치(금액 순으로 정렬해 정중앙에 위치한 사람의 수치)가 약 270만 엔이나 된다. 게다가 의료비의 최저치는 12만 엔, 최고치는 1,400만 엔 이상으로 의료시설에 따라 의료비가 어마어마하게 차이가 난다.

미국의 경우는 전 국민 보험제도가 아니므로 버락 오바마 대통령의 건강보험 개혁안이 발효되기 전까지 미국인 7명 중 1명은 무보험 상태이다. 또한 민간 보험에 들어 있어도 "의료비를 지불하는 데 어려움을 겪은 적이 있다"는 사람은 현시점에서 7,300만 명이나 된다. 그들 중 3,000만 명이 추심 회사로부터 지불 독촉까지 받고 있다.

일본의 공적 의료보험제도는 2000년에 세계보건기구(WHO)로부터 '종합 세계 1위'로 선정되었고, 경제협력개발기구(OECD)에서도 "일본의 의료 충실비는 선진국 중에서도 최고 수준"이라는 평가를 받았다. 국내총생산(GDP) 대비 국민 의료비 지출은 2008년 기준 8.5퍼센트로, 34개 회원국 중에서 21번째로 낮은 편에 속한다.

일본에서는 전후 일관적으로 낮은 의료비 정책을 펴고 있어 의사는 '박리다매(薄利多賣)'로 일할 수밖에 없다. 미국이나 유럽의 의사가 하루에 20~30명 정도의 환자를 진찰하는 데 비해, 일본의 의사는 하루에 40~50명이나 되는 환자를 진찰하는 것이 보통이다. 선진국에서는 상상조차 할 수 없을 정도의 스케줄이다.

달리 보면 환자 입장에서는 마치 편의점에 가듯 병원에 갈 수 있다는 말이다. 바로 여기에 크나큰 함정이 있다.

의사의 친절에 가려진
불편한 진실

사람들은 재채기가 나오면 곧바로 병원에 달려가고, 의사는 진찰 후 "감기 기운이 있다"는 소견만으로 기침약, 해열제, 염증약, 항생물질, 위장약 등 약을 무더기로 처방한다. 어디 그뿐인가. "혈압을 한 번 재볼까요? 아, 혈압이 조금 높군요. 약을 먹는 게 좋을 것 같습니다. 혈당치도 염려되네요"라며 검사를 줄줄이 권하는 경우도 많다. 환자들은 이런 의사의 말에 '친절한' 선생님이라며 고마워한다.

그리고 매년 독감 예방주사를 맞고 건강검진이나 암 검사도 규칙적으로 받는다. 혈압이 높다거나 폐에 음영이 보인다는 소견을 들으면, 새파랗게 질려서 의사에게 들은 대로 약을 먹고 정밀 검사를 받는다. 특히 암 진단을 받으면 수술, 항암제, 방사선 등의 표준 치료를 의사가 권하는 대로 순순히 받아들인다.

환자들은 의료도 비즈니스이며, 그것이 의사의 생계 수단임을 인식하지 못한다. 현재 의사들 대부분은 병자를 가능한 한 늘려서 병원으로 끌어들이지 않으면 살아남을 수 없다. 한마디로 의사의 감언이설에 넘어가는 당신은 의사의 봉인 셈이다. 당신의 중요한 시간과 돈을 의사에게 바치는 것을 넘어, 생명까지 단축될 수 있기 때문이다.

02

병원에 자주 가는 사람일수록 빨리 죽는다

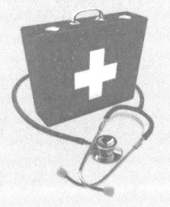

의료 서비스에 만족할수록
사망률은 높아진다

흥미로운 최근의 데이터 한 가지를 소개해 볼까 한다. 2012년 미국 의사회가 발간하는 어느 잡지에 '만족의 대상'이라는 기사가 실려 큰 반향을 일으켰다. 의료보험에 가입한 미국인 5만 명의 의료비와 건강의 관계를 알아보기 위해, 그들을 5년 동안 추적 조사했는데 놀라운 결과가 나왔기 때문이다.

미국인 5만 명이 병원에 간 횟수는 1년에 평균 5회 정도이고, 1년 동안 받은 의료 서비스에 대한 환자의 '만족도'는 다음과 같이 다섯 가지 항목별로 평가했다.

① 이야기를 주의 깊게 들어주는가
② 이해하기 쉬운 말로 설명하는가
③ 환자가 이야기한 것을 존중해 주는가
④ 충분한 시간을 들여 진찰하는가
⑤ 직원들의 서비스는 만족스러운가

당연한 말이지만, 친절한 병원이나 의사에게 정성스러운 의료 서비스를 받고 있는 사람일수록 만족도는 높다.

위 설문조사 결과를 4등급으로 나눴더니, 만족도가 가장 높은 그룹은 가장 낮은 그룹보다 입원 일수가 9퍼센트가 많았고, 의료나 약에 소비하는 돈도 9퍼센트가 많았다. 의료 서비스에 만족하는 사람의 경우, 유비무환의 마음으로 몸에 어떤 이상이 있으면 곧장 의사에게 진찰을 받고 좋은 약을 먹거나 빨리 입원하는 성향이 있다.

그런데 4~5년 동안 전체 조사 대상자를 추적 조사한 결과, 만족도가 가장 높은 그룹은 만족도가 가장 낮은 그룹에 비해 사망률이 26퍼센트나 높았다.

병원이나 약에 많은 돈을 쓰고, 입원 기간이 길수록 수명이 단축되다니 놀라운 일이 아닐 수 없다. 아마 미국 의사회는 이런 결과를 세상에 밝히고 싶지 않았을 것이다.

의사의 말을 절대적으로 믿어서는 안 된다

40년 동안 의사로서 일을 해온 내가 무엇보다 자신 있게 말할 수 있는 것은 "병원에 자주 갈수록 약이나 의료 행위로 수명이 단축되기 쉽다"는 사실이다.

의사를 찾아가면 갈수록 검사를 자주 하게 되고, 그 결과 이상이 발견되어 약을 먹거나 수술을 하게 된다. 암이 발견되면 "수술, 항암제, 방사선이 표준 치료 방식"이라는 말로 다짜고짜 소중한 위나 자궁을 잘라내거나, 죽을 만큼 고통스러운 항암제 치료를 하게 된다. 그 치료로 인한 스트레스도 엄청나고, 그야말로 몸에 나쁜 일만 행할 뿐이다.

대부분의 약은 병을 고치는 힘은 없고 부작용은 크다. 감기약이나 해열제라도 아나필락시스(anaphylaxis : 치명적인 쇼크 증상) 반응이 일어날 수 있다. 폐암 치료용 항암제 이레사(Iressa)의 경우, 승인 후 3년 동안 이 약을 복용한 약 8만 6,800명의 환자 중 588명에 달하는 사람들이 사망했다. 암보다 약이 훨씬 무섭다고 해도 과언이 아니다.

또한 개복 수술을 할 때 복막을 건드리면 즉시 상처가 생겨 유착이 일어난다. 그로 인해 장이 막히면 굉장히 고통스럽고, 정상 세포의 경계가 무너진 곳에 암세포가 끼어들어 증식하기 쉬워진다.

내가 의사가 된 지 얼마 안 되었을 때는 암은 수술이나 항암제로 '치료된다'고 굳게 믿고 있었다. 하지만 수많은 환자를 지켜보면서 장기를 절제해도 암은 낫지 않고, 항암제는 고통을 줄 뿐이라고 생각하게 되었다.

"믿는 자는 구원을 받는다"라는 말이 있지만, 의료 행위에 대해서만큼은 '믿지 말고 합리적으로 생각하는 것'이 매우 중요하다.

03

노화 현상을 질병으로 봐서는 안 된다

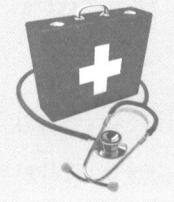

노화와 질병을 구분하라

나는 의사이지만, 수십 년 동안 골절인 줄 착각했을 때 말고는 병원에서 그 어떤 검사나 진찰을 받은 적이 없고, 약도 치아 문제로 진통제를 복용한 것 외에는 먹은 적이 없다. 집에 혈압계도 없어서 내 혈압이 얼마인지도 모른다.

현대 사회에서 성인이 걸리는 질병은 대부분 '노화 현상'으로, 의사에게 치료를 받거나 약으로 고칠 수 있는 것이 아니다.

1996년 후생성(厚生省 : 현 후생노동성)은 고혈압, 고콜레스테롤혈증, 당뇨병 등의 성인병을 '생활 습관병'으로 부르기로 했다. 좋지 않은 생활 습관 때문에 그런 병에 걸린다는 의미이다. 그리고 건강검진을 의무화해 대사증후군을 마치 범죄인 양 단속하고, 혈압이나 혈당치가 '기준치'에서 벗어나면 약으로 수치를 개선하도록 하는 등 국민의 건강을 엄격하게 지도·관리하기 시작했다.

하지만 이 같은 질병의 근본 원인은 노화이기 때문에 저항을 한들 억지로 강을 거슬러 올라가는 셈이다. 즉 생활 습관병보다는 '성인병'이라는 표현이 본질에 훨씬 더 가깝다.

사람들은 대개 몸이 어딘가 좋지 않을 때 어떤 병명으로 규정되면 비교적 안심하는 반면에, '나이 탓'이라고 하면 언짢아한다. 하지만 몸도 자연의 일부로 받아들이는 편이 좋다. 노화란 세포의 유전자에 상처가 생기고, 그것이 축적되어 몸에 여러 가지 장애를 일으키는 육체적 변화이다.

앞에서 말한 '성인병' 외에 발목의 통증, 암, 부정맥, 골다공증, 갱년기 장애, 기미, 주름, 탈모, 치매 등이 전부 노화 현상으로, 이 같은 진행이 빠른 사람은 20대부터 조금씩 몸에 이상을 느끼기 시작한다.

집이나 차가 오래되면 망가지듯이, 우리 몸도 나이가 들면 여기저기 이상이 나타난다. 하지만 집과 차는 수리할 수 있어도, 인간의 몸은 새롭게 고치거나 부품을 교환하는 것이 거의 불가능하다.

요즘 한창 안티에이징(노화 방지)이 유행하고 있는데, 그 방법이라는 것이 결국 별 도움이 되지 않거나 화장이나 성형처럼 겉모습만 바꾸는 것일 뿐이다. 아무리 보톡스 주사로 주름을 편다 해도, 피부는 해마다 착실하게 수분양이 감소하여 주름이 늘어간다.

따라서 어느 정도의 통증이나 불편함은 '자연의 섭리이니 어쩔 수 없다'라고 생각하고, 그런 증상과 잘 사귀어 나가는 것이 합리적인 태도이다. 고혈압이나 고콜레스테롤혈증처럼 나이가 들면서 나타나는 증상에는 의미가 있다. 늙어간다는 사실을 받아들이기 위해 필요한 변화인 것이다. 그러니 이런 증상을 함부로 약을 사용하여 억눌러서는 안 된다.

혈압 및 콜레스테롤 수치는
높은 편이 오래 산다

　뒤에서 설명하겠지만, 나이가 들면 혈관은 탄력이 떨어지고 딱딱해지기 때문에 혈압이 조금 높아야 혈액이 우리 몸 구석구석까지 잘 흘러간다. 몸에 적절한 혈압을 유지하려면 평소 많이 걷는 것이 좋다. 혈액이 하반신에 머물러 있지 않고 원활하게 우리 몸 전체를 순환하기 때문이다.

　콜레스테롤은 세포를 튼튼하게 해주기 때문에 줄이지 않는 것이 좋다. 오히려 콜레스테롤 수치가 높은 사람일수록 오래 산다. 스테이크나 생선의 뱃살 같은 음식을 콜레스테롤 수치 때문에 일부러 피할 필요는 없다.

　당질도 뇌에 중요한 에너지원 중 하나이므로 무조건 섭취를 제한할 필요는 없다. 맛있는 것을 먹는 즐거움은 살아가는 의욕이 되어 장수로 이어진다는 점을 기억하자.

　그리고 손, 발, 머리를 부지런히 움직여 몸이 녹슬지 않도록 한다. 또한 희로애락을 충분히 표현하고 오감을 계속 활성화하자. 최고의 건강법은 몸과 감각을 정체시키지 않는 것이다.

04

'혈압 130'은 위험 수치가 아니다

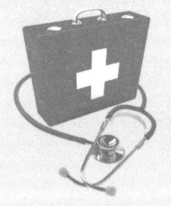

기준치만 보고
'병'이라고 판단해서는 안 된다

현재 일본의 경우 고혈압 환자는 4,000만 명, 고콜레스테롤혈증 환자는 3,000만 명에 달한다고 한다. 실로 엄청난 수의 '병자'가 있는 셈이다. 고혈압이나 고콜레스테롤혈증의 경우 '기준치'가 있는데, 일정 수치 이상이면 병이라고 진단하는 수치이다.

혈압의 경우는 최고혈압(수축기) 140mmHg, 최저혈압(이완기) 90mmHg가 기준치로 그보다 높으면 고혈압으로 본다.

이러한 기준치는 각 질환별로 전문 학회가 정하고 있는데, 서로 담합해서 근거 없이 수치를 정하는 경향이 강하다. 특히 고혈압의 기준치 '조작'은 눈뜨고 지켜볼 수 없을 정도로 심각하다.

1998년에 일본 후생성이 전국적으로 조사한 혈압 기준치는 '160/95mmHg' 이상이었다. 그런데 2000년에 어떤 확실한 이유도 없이 기준치가 '140/90mmHg'으로 떨어졌다. 1998년의 기준치를 적용했을 때 고혈압이 있는 일본인은 1,600만 명이지만, 새로운 기준을 적용하면 3,700만 명이나 되는 사람들이 고혈압 환자가 되는 것이다.

게다가 2008년에 시작된 대사증후군 검진에서는 19~64세의 성인 중에서 당뇨병이나 신장병을 갖고 있는 경우, 치료 목표치를 혈압

'130/80mmHg' 이상으로 낮추었다.

사실, 고혈압은 90퍼센트 이상이 원인 불명이다. 혈압을 낮추었더니 사망률이 하락했거나, 심장병이나 뇌졸중 같은 질환이 감소되었음을 검증해 주는 실제 데이터는 아직까지 없다.

성인이 되면 동맥도 노화로 딱딱해져서 혈액을 흘려보내는 힘이 약해진다. 따라서 우리 몸은 나이를 먹을수록 혈압을 높이려고 한다. 뇌나 손발 구석구석까지 혈액을 잘 전달하기 위해서다. 이런 상태를 약으로 떨어뜨리면 지각이 둔해지거나, 몸이 휘청거리게 된다.

핀란드의 한 연구 팀이 75세부터 85세까지의 '혈압 강하제를 먹지 않는' 남녀 521명을 추적 조사했는데, 그 결과 80세 이상 그룹에서는 최고혈압이 180mmHg 이상인 사람들의 생존율이 가장 높고, 최고혈압이 140mmHg 이하인 사람들의 생존율은 뚝 떨어졌다. 그런데도 일본에서는 최고혈압이 130mmHg만 넘어가면 위험하다며 약을 권하고 있다.

의학계가 기준치를 낮추면
제약 업계가 돈을 긁어모으는 이유

기준치를 낮춘 결과 제약 업계는 호황을 누리고 있다. 1988년에 약 2,000억 엔이었던 혈압 강하제 매출이 2008년에는 1조 엔을 넘어섰다. 기준치를 슬쩍 손본 것만으로 매출이 6배로 증가한 것이다. 그야말로 혈압 상술의 대성공이라고 말할 수 있다.

또한 이 같은 기준치를 정하는 기준 작성 위원의 다수가 제약회사에서 거액의 기부금을 받고 있는 것도 문제이다. 예를 들어 2005년에 '고혈압 기준을 포함한 일본판 대사증후군 진단 기준' 작성 위원회 위원들 중에, 국공립대학교 의사 11명 전원이 2002년부터 2004년까지 3년에 걸쳐 고혈압 등의 치료약 제조회사로부터 총 14억 엔의 기부금을 받은 것으로 나타났다.

콜레스테롤은 지금도 여전히 나쁜 성분으로 취급되지만, 사실은 '장수의 원료'이기도 하다. 1980년대 후쿠이 시민 약 3만 7,000명을 5년 동안 추적 조사한 결과, 남성과 여성 모두 콜레스테롤 수치가 가장 낮은 그룹의 총사망률이 가장 높았다. 그리고 남성의 경우 혈중 콜레스테롤 수치가 높을수록 총사망률이 낮다는 명백한 결과가 나왔다.

그럼에도 불구하고 치료를 위한 기준치가 좀처럼 변하지 않고 있다. 콜레스테롤을 떨어뜨리는 약이 억 단위, 조 단위의 돈을 만들어내는 도깨비방망이기 때문이다.

따라서 무조건 검사 수치를 보고 판단하지 말고, 우리 몸의 힘을 믿어 보는 것이 중요하다.

05

혈당치를
약으로 낮추면
부작용만 커진다

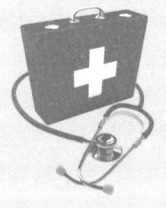

단것을 좋아하면
정말 당뇨병에 걸릴까?

최근 들어 "당뇨병 예비군이 2,000만 명이나 된다"는 뉴스를 자주 접한다. 또한 건강검진 결과 의사로부터 "이대로 있다가는 당뇨병에 걸릴 수도 있다"라는 말을 들은 사람도 많을 것이다. 일본인의 당뇨병은 95퍼센트 이상이 인슐린 분비 장애가 두드러지는 '2형 당뇨병'으로, 서양인과 달리 살이 그리 찌지 않아도 쉽게 걸린다.

흔히 당뇨병의 원인으로 여기는 '스트레스, 술, 단것'이 직접적으로 이 병을 일으킨다는 확실한 증거는 없다. 당뇨병의 원인에 대해서는 아직까지도 풀리지 않은 의문점이 많다. 일본 당뇨병학회의 진단 기준에 의하면, 공복 시 혈당치가 '110mg/dL 미만'이고 포도당 부하 검사에서 수치(포도당 섭취 후 2시간 경과했을 때의 수치)가 '140mg/dL 미만'이면 정상으로 판단한다. 공복 시 혈당치가 '126mg/dL 이상'이거나 포도당 부하 검사 수치가 '200mg/dL 이상'이면 당뇨병으로 본다. 그리고 당뇨병과 정상 사이의 수치에 해당하는 사람들을 예비군으로 본다.

당뇨병이 무서운 것은 혈당치가 높으면, 혈관이 손상되어 심근 경색이나 뇌경색을 일으킬 위험이 높고 실명, 신장 질환(신증), 신경 장애 등 심각한 합병증을 일으키기 쉽기 때문이다. 일본의 경우, 매년 약 3,500명에 달하는 사람들이 당뇨병 망막증으로 시각 장애자가 되고 있다. 또한 질환별 인공투석 비율이 가장 높은 병은 당뇨병콩팥병증(diabetic nephropathy)으로, 매년 1만 명이 훌쩍 넘는 사람들이 새롭게 투석을 시작하고 있다. 당뇨병으로 인한 신경 장애도 그 증상이 심각한 수준인데, 손발의 감각이 마비되거나 대소변을 참지 못하는 실금이 오고, 심해지면 손발의 조직이 썩는 괴사가 일어나 절단해야 하는 경우도 있다.

당뇨병에는 자각 증상이 없어서 심각한 증상이 나타난 뒤에는 완치가 어렵다. 이 때문에 건강검진에서 혈당치가 높게 나오면 의사들이 마치 큰일이라도 날 것처럼 겁을 주는 것이다. 하지만 약으로 혈당치를 낮추는 것은 훨씬 위험한 일임을 기억해야 한다.

약 먹지 말고 걸어라

1990년대 영국에서 진행된 실험 한 가지를 소개해 보겠다. 피험자는 3,800명의 2형 당뇨병 환자로, 그들은 모두 자각 증상이 없고 체중이 표준의 120퍼센트 미만에 혈당치가 110~270mg/dL였다. 그들을 제비뽑기로 두 그룹으로 나누어 A그룹은 식사요법을 하면서 혈당치가 270mg/dL을 넘었을 때만 약물을 복용하도록 했다. 반면에 B그룹은 혈당 강하제로 혈당치를 언제나 110mg/dL 미만으로 유지시켰다. 이러한 치료를 병행하며 그들을 10년 동안 추적 조사한 결과 사망, 신부전증, 실명에 통계적으로 유의미하다고 결론지을 만한 차이는 없는 것으로 나타났다. 그러나 B그룹은 저혈당에 의한 발작이 A그룹의 3배나 되는 것으로 나타났다. 혈당 강하제는 합병증 예방이나, 환자들의 수명을 연장하는 데는 아무런 효과가 없고 부작용만 커서 과민증상, 설사, 두통, 귀울림(이명), 권태감, 체온 저하, 졸림, 부종, 시력 장애, 장 폐색, 간 기능 장애 등을 일으키기 쉽다.

약으로 혈당을 관리하는 경우, 항상 몸이 나른하거나 초조하고 분노 조절이 잘 안 된다. 약을 사용하는 경우 특히 다리가 휘청거리거나, 치매 증상 등이 나타난다면 약의 부작용을 의심해 봐야 한다.

당뇨병은 무서운 병이기는 하지만, '당뇨병 예비군 2,000만 명'은 지나치게 과장된 수치이다. 일본 당뇨병학회는 1999년에 진단 기준인 공복 시 혈당치를 140mg/dL에서 '126mg/dL'으로 변경했다. 특별한 근거도 없이 세계보건기구의 기준치가 바뀌었다고 이를 따라 기준을 엄격히 하여, 당뇨병 환자를 급격하게 증가시키고 있는 것이다.

당뇨병에 관한 운동 치료 데이터에 의하면 '걷기, 자전거, 수영, 스트레칭' 등의 유산소 운동이 혈당치를 떨어뜨리는 데 매우 효과적인 것으로 나타났다. 몸을 녹슬지 않게 하기 위해서도 적절한 운동은 반드시 필요하다. 혈당치가 높은 편이라는 말을 들었다면, 일단 부지런히 걷기부터 시작해 보자.

06

콜레스테롤 약으로는 병을 예방할 수 없다

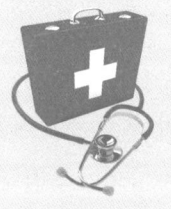

과대 약 광고에 현혹되지 마라

세계적으로 많이 팔리는 스타틴 계열의 약은 다름 아닌 콜레스테롤 저하제이다. 2009년 미국에서의 이 약의 매출액은 약 145억 달러나 된다. 미국에서는 2004년에 미국 콜레스테롤 교육 프로그램의 기준을 개정하여, 나쁜 콜레스테롤(LDL 콜레스테롤)의 '기준치 저하'를 장려하였다.

하지만 기준치를 저하한 근거에 설득력이 없을 뿐만 아니라, 기준을 정하는 위원 9명 중 8명이 제약 업계로부터 돈을 받았다는 사실이 밝혀져 항의 운동이 거세게 일어났다. 기준치를 되도록 낮춰서 약의 판매량을 늘리려는 제약 업계의 술수였던 것이다.

세계적으로 판매되고 있는 스타틴 계열의 약이 과연 효과 면에서도 뛰어난지는 생각해 봐야 할 문제이다. 혈중 콜레스테롤 수치를 약까지 써서 낮추는 이유는, '콜레스테롤 수치가 높으면 동맥경화를 불러오고, 뇌졸중이나 심근경색 등을 쉽게 일으킨다'고 생각하기 때문이다. 그렇다면 스타틴 계열의 약을 복용해서 병을 어느 정도 예방할 수 있을까? 이에 관한 데이터를 보면 실로 충격적이다. 병을 예방할 수 있는 확률이 복권 당첨 확률보다 더 낮은 데다, 이 약이 정말 효과가 있는지 없는지조차 확실히 알 수 없기 때문이다.

미국의 한 신문에 스타틴 계열 약인 '리피토(Lipitor)'의 대형 광고가 실렸을 때, 신문 구석에 아주 작은 글씨로 "대규모의 임상 실험에서 위약(僞藥 : 가짜 약으로, 여기서는 설탕 정제를 사용했다)을 투여한 환자의 3퍼센트가 심장 발작을 일으켰다. 리피토를 투여한 환자의 경우는 2퍼센트였다"라는 문장이 첨부되어 있었다.

제약회사가 피험자 100명씩을 3년 4개월에 걸쳐 조사한 결과, 위약을 투여한 환자는 3명, 리피토를 투여한 경우는 2명이 심장 발작을 일으켰다는 것이다. 그 차이는 1명으로, 다른 99명은 리피토를 먹든 안 먹든 결과가 마찬가지라는 말이다.

고혈압이나 당뇨병은 반드시 치료해야 할까?

의학계에는 'NNT(Number Needed to Treat)'라는 지표가 있다. 이것은 환자 한 사람에게 효과가 나타날 때까지 몇 명이 치료를 받아야 하는지 그 인원수(치료가 필요한 인원수)를 나타내는 지표이다. 리피토의 경우는 100명째에 차이가 나타났기 때문에, NNT는 '100'으로 표기된다. 하지만 NNT가 50을 넘는다는 것은, 최악의 경우 전원이 '꽝', 즉 차이가 나타나지 않는 것을 의미하기도 한다. 복권 당첨 확률보다 낮은 확률이라고 봐도 좋다는 말이다. 보통 제약 업계가 후원하는 실험은 유리한 데이터가 나오도록 교묘하게 조작된다. 그런데도 피험자가 3년 이상 리피토를 복용한 효과에 관한 확률은 터무니없이 낮다. 미국 정부가 자금을 지원한 스타틴 계열의 약효에 대한 실험에서도 "통계적으로 의미 있는 약효를 확인할 수 없었다"는 결과가 나왔다.

제약 업계에 의하면, 스타틴 계열의 약은 장기간 복용하면 심장 발작의 위험을 30퍼센트 이상 줄일 수 있는 약이라고 설명한다. 그러나 캐나다 브리티시컬럼비아대학교의 제임스 라이트(James M. Wright) 교수는 임상 실험을 반복한 결과, "스타틴 계열의 약은 연령에 상관없이 여성에게는 효과가 없다. 중년 남성의 경우는 나쁜 콜레스테롤의 수치는 큰 폭으로 떨어졌지만, 총사망자 수는 줄지 않았다. 대부분의 사람들에게 약의 효과는 고사하고, 건강을 해칠 위험마저 있다"라고 경고했다.

혈당약도 마찬가지이다. 약이나 인슐린 주사로 혈당치를 엄격하게 관리해도, 환자들의 수명을 연장하는 효과로 이어졌다는 데이터는 전혀 없다. 반대로 환자들의 생명이 단축되었다는 데이터는 있다.

즉 고혈압, 고콜레스테롤혈증, 당뇨병 같은 병은 대부분 치료할 필요가 없거나, 병이라고 생각하지 않는 편이 좋다는 말이다. 건강검진에서 흔히 발견되는 대장이나 담낭의 폴립, 그리고 조기 암도 병이라고 생각하지 않는 것이 오히려 몸에 이롭다.

07

암 오진이 사람 잡는다

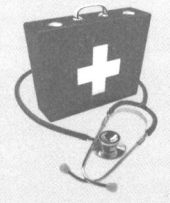

암 초기 진단의
10명 중 1명은 오진

현재 질환에 의한 사망률 1위를 차지하고 있는 병은 바로 '암'이다. 그런데 진료에 있어서 암만큼 헷갈리기 쉽고, 오진이 많은 병도 없다. 단순한 종기나 염증을 암으로 잘못 진단받고, 위나 유방이 몽땅 잘려나가거나 생명을 잃는 사람도 너무나 많다. 이런 불상사를 당하지 않으려면 무엇보다 의사의 진단을 주의하여 듣고 더욱 신중하게 생각해야 한다.

여러분은 "이 방법으로 암이 나았다"라거나, "말기 암에서 회복되었다"라는 이야기를 숱하게 들어보았을 것이다. 하지만 그들이 말하는 '암'이 과연 진짜 암이었을까? 나는 그 점이 무척 의심스럽다.

드라마에서 의사가 "폐에 음영이 보인다. 암이 재발했다"라는 소리를 자주 하는 것도 문제이다. 이렇게 말하는 의사가 현실에도 상당히 많다.

암을 진단하려면 세포를 채취해 현미경으로 확인하는 병리 검사가 반드시 필요하다. 그러나 세포의 형태가 암이라도 점막 속에 머물러 있을 뿐, 침윤이나 전이를 일으키지 않는 잠재 암이나 유사 암이 매우 많기 때문에 제대로 검사를 해도 오진이 나올 수 있다.

2005년에 미국의 암 관련 의학지 〈암(Cancer)〉은 "암 초기 진단의 오진 확률은 높을 때는 12퍼센트나 된다"라고 밝혔다. 또한 같은 병변이 다른 나라에서는 '양성 종양', 일본에서는 '암'으로 판정되거나 일본 내에서도 전혀 다른 진단이 내려지는 경우가 있다.

암에는 전이가 되지 않는 유사 암도 많다

진짜 암세포는 숙주의 정상 세포가 변이하여 만들어지며, 주변의 조직에 침입(침윤)하고 멀리 떨어진 조직에 전이하는 성질을 갖고 있다. 그리고 숙주를 죽일 때까지 계속 증식해서 숙주와 함께 자폭한다.

한편 생명을 빼앗지 않는 암은 암과 비슷한 것, 즉 '유사 암'에 지나지 않으며 진짜 암으로 성장하지 않는다.

증상도 없는데 검진에서 암이 발견되면, 의사는 "조기에 절제하면 거의 100퍼센트 완치된다"라고 말한다. 하지만 그것은 진짜 암이 아니라 유사 암으로, 잘라내지 않아도 전혀 문제가 되지 않는다.

예전에는 나도 유방암의 경우 '피부를 뚫고 나오는 암은 전이가 있는 진짜 암'이라고 생각했다. 그러나 피부를 뚫어도 주변으로 퍼져나가지 않고, 암 덩어리가 부분적으로 그 위의 피부만 뚫고 나오는 것은 시간이 지나도 전이가 일어나지 않는다는 것을 알았다. 피부에

침투하는 것은 '침윤'인데, 침윤은 되어도 전이는 되지 않는 유사 암이 있는 것이다.

자궁암이나 폐암은 침윤이 되면 요독증이 일어나거나, 숨이 막혀 생명을 잃는 경우가 있다. 그러나 방사선 치료를 하거나 국소 수술을 하면 낫고 전이가 되지 않는 것이 있는데, 이 역시 유사 암이다.

위(胃)의 악성 림프종 가운데 어떤 종류는 항생제로 헬리코박터 파일로리균을 제균하면 암이 소실된다. 따라서 이 경우는 암이 아니라 '만성 변화'나 '만성 염증'이라고 부르는 것이 타당하다고 본다.

웬만히 성장한 뒤에도 암인지 아닌지 분간하기 힘든 유사 암은 상당히 많다. 반면에 갑자기 흉포한 모습을 드러내는 진짜 암도 있다. 또한 '중간기 암'이라는 것도 있다. 정기적으로 검진을 받고 있지만 다음 검사 전에, 즉 검진과 검진 사이에 느닷없이 발병한다고 해서 중간기 암으로 불린다. 이 암은 악성이 많아서 발병이 된 환자들은 대개 얼마 안 가 사망한다.

08

암의 조기 발견은 행운이 아니다

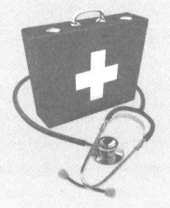

조기 검진이
암 치료에 도움이 될까?

암의 조기 발견과 조기 치료에 도움이 된다는 첨단 기기와 새로운 검사 방법이 계속 개발되면서, 의학계는 이미 오래전부터 "암은 치료되는 병이다", "1년에 한 차례 검진을 받으면 암이 되기 전 단계에서 저지할 수 있다"라고 선전하며 암 검진 시장을 빠르게 확대시키고 있다.

하지만 중요한 것은 '암으로 사망하는 사람이 줄고 있는가' 하는 점이다. 진짜 암은 사람의 생명을 앗아간다. 의학계의 말처럼 암이 치료할 수 있는 병이 되었다면, 한때 사망 원인 1위였던 뇌졸중이 지금 4위가 된 것처럼, 암 사망률도 매년 눈에 띄게 줄어야 한다. 그러나 실제로는 암 사망률은 전혀 줄지 않고 있다.

1960년대부터 50년이 지난 현재까지 암은 사망 원인 1위 자리를 계속 지키고 있다. 그 이유는 무엇일까? 그것은 암 검진이 실제로 아무런 도움이 되지 않기 때문이다.

정밀하게 검사를 할수록, 최신 첨단 기기를 사용할수록 암은 더 잘 발견되기 마련이다. 그러나 대부분은 암이 아니라 암과 '비슷한 것'으로, 그것의 치료를 위해 수술을 시행하는 것은 오히려 몸을 고통스럽게 할 뿐이다.

예를 들어 50세를 넘긴 남성 사망자 2명 중 1명은 해부를 해보면 전립선암이 발견된다. 그것은 그냥 놔둬도 커지지 않는 '잠재 암'이라는 말이다. 그런데 최근에는 검진에서 전립선암을 굳이 찾아내서 자각 증상도 없는 사람에게 수술로 절제할지, 방사선 치료를 할지 결정하라고 압박한다. 수술의 후유증은 물론 방사선 치료로도 합병증이 일어나 심할 때는 인공항문을 달아야 하는 경우도 있다.

만약에 아주 적은 병변까지 검출할 수 있는 방법이 개발된다면, 성인 3명 중 1명은 갑상선암으로 진단받게 될지도 모른다. 하지만 일본의 경우 갑상선암으로 죽는 사람은 암에 의한 총사망자 수의 0.1퍼센트, 즉 연간 약 300명에 불과하다.

암 검진을 그만둔 마을에서
암 사망률이 격감한 이유

다수의 건강한 사람들을 모아서 제비뽑기로 '검진'과 '방치' 등의 그룹으로 나누어, 추적 조사 및 연구하는 방법을 '제비뽑기 실험'이라고 한다. 그것은 학계에서 신뢰도 높은 방법으로 알려져 있다.

서양의 경우 폐암, 대장암, 유방암의 제비뽑기 실험이 여러 차례 행해진 바 있는데, '검진을 해도, 검진을 하지 않아도 사망률은 같다'라는 결과가 나왔다.

폐암의 경우, 미국 메이요클리닉(Mayo Clinic)에서는 심한 흡연자 9,000명을 11년 동안, 그리고 구 체코슬로바키아에서는 흡연 남성 630명을 3년 동안 제비뽑기 실험으로 추적 조사했는데, 양쪽 모두 방치 그룹이 아닌 검진 그룹의 사망자 수가 더 많았다.

일본에서는 1989년에 나가노 현의 야스오카(泰阜) 마을이 암 검진을 그만두었는데, 이후 그 지역에서 암으로 인한 사망자 수가 눈에 띄게 줄어들었다. 위암 등의 집단 검진을 그만두자, 그 전의 6년 동안 주민 사망자 수의 6퍼센트였던 위암 사망률이, 1989년부터 6년 동안은 2.2퍼센트로 뚝 떨어졌다.

이러한 결과로 추측할 수 있는 것은, 검진을 받으면 불필요한 치료를 받고 수술 후유증이나 항암제 부작용, 정신적인 스트레스 등으로 빨리 죽는 사람이 많아진다는 점이다.

"암이 발견되었지만 조기여서 수술로 깨끗이 잘라냈다. 덕분에 5년이 지난 지금도 재발하지 않고 건강하게 잘 지내고 있다. 난 정말 운이 좋았다!"라며 안도하는 사람들이 흔히 있는데, 이 경우는 사실 쓸데없는 수술로 손해를 본 것이다.

아무리 최신의 첨단 기기를 사용해 암을 조기 발견해도, 진짜 암이라면 그보다 훨씬 전에 암세포가 되자마자 즉시 몸속 여기저기로 전이를 시작했을 것이기 때문이다.

09

암 수술하면 사망률이 높아진다

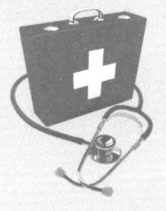

다짜고짜 메스부터 들이대는
백의의 신사들

에도(江戶) 시대에는 무사들이 자신의 칼을 시험하거나 검술을 닦기 위해 밤길에 숨었다가 행인을 베는 일이 많았다. 막부는 이 같은 죄를 저지른 무사들에게 벌을 내리고 사형에 처할 정도로 죄를 다스렸지만, 이런 일은 끊이지 않았다. 사람을 베고 싶어 하던 무사가 많았던 것이다. 이처럼 외과의사 중에는 마치 무사가 행인을 베듯, 만나는 환자마다 칼을 들이대는 의사가 있다. 애초에 그들은 메스를 드는 일이 좋아서 외과의사가 된 사람들인 데다, '이왕이면 병을 철저하게 치료하자'라는 의사로서의 사명감이 더해지면서 이런 행동에 거침이 없게 된다.

역사적으로 일본은 수술이 성행했다. 일본인은 서양인에 비해 날씬하고 지방이 적어 수술에 적합한 체형이며, 수술로 사망하는 확률도 서양에 비해 낮았다. 이 때문에 일본에서는 지금도 수술 절대주의가 만연해 있다.

그 결과 나을 가망이 없는데도 하는 수술, 다른 치료법이 명백히 효과적인데도 하는 수술, 수술 자체로 인해 환자의 수명이 단축되고 마는 사례가 빈번하게 발생하고 있다.

내가 방사선과에 들어간 지 얼마 되지 않았을 때, 다음과 같은 점이 이상하다는 생각이 들었다. 예를 들어 해외에서는 후두암 1기의 경우 방사선 치료를 하기 때문에 약 90퍼센트는 후두를 절제하지 않고 그대로 둔다. 하지만 일본에서는 1기라도 그냥 후두를 잘라낸다.

설암도 진행도에 따라 다르기는 하지만 초기 치료 때는 수술이 거의 필요 없다. 그런데도 일본에서는 설암으로 판명된 환자들의 80퍼센트에 달하는 사람들이 수술을 받으며, 대부분 혀의 림프절까지 절제된다. 설암 2기는 혀를 절반 정도 절제하기 때문에, 혀가 있던 부분에 다른 곳에서 잘라낸 근육을 심어 넣는 재건술도 필요하게 되어 그야말로 대수술이 된다. 그 결과 혀가 잘 움직이지 않으므로 이후 식사도 힘들고 일자리를 잃는 경우도 많다.

자궁경부암도 수술 없이 치료할 수 있는데도 환자들의 70퍼센트는 림프절까지 광범위하게 절제해 이후 배뇨와 배변 장애, 다리가 붓고 질이 짧아지는 등 심각한 후유증을 겪게 된다. 한편 방사선 치료를 할 경우 치료율은 수술보다 높고, 후유증은 가끔 직장 출혈이 보이는 정도다.

그러나 인생과 생활의 대부분을 수술에 바치는 일본 외과의사들에게 "미국에서는 이런 경우 전부 잘라내는 수술은 하지 않는다"라고 조언해도, 그들은 "미국 의사들은 솜씨가 서투르다", "위암 연구와 치료는 일본이 가장 앞서 있다"라며 귀를 기울이지 않는다.

암 수술과 사망률 간의 관계

유방암의 '할스테드 수술(Halsted's operation : 암 덩어리가 있는 유방을 포함해 주위의 가슴근육과 겨드랑이 림프절까지 광범위하게 절제하는 수술)'의 경우, 치료에 전혀 도움이 되지 않는다고 해서 서양에서는 30년도 전에 폐기되었다. 그러나 일본에서는 변혁이 늦어 약 10년 전까지도 이 수술을 시행했다.

유방은 수술을 할 때 손이 헛나가도 생명에 지장이 없다. 따라서 젊은 외과의사의 '연습용'으로 애용되고 있다는 믿을 수 없는 이야기를 동료 의사들로부터 들은 적이 있다.

암 수술의 문제점 중 하나는 '암은 절제하더라도(즉 수술은 성공해도) 수술 후의 장애로 사망할 위험이 매우 높다'는 것이다.

환자가 암 수술 직후에 사망하는 일이 많은데도, 재판에서 시시비비가 가려지는 경우가 극히 드문 것도 이상한 일이다. 수술 전에 암에 대한 공포심이 한껏 조장되기 때문에 유족이 "암이었으니 어쩔 수 없다"라고 포기하는 것일지도 모른다.

다른 병이나 부상도 마찬가지이지만, 암으로 의사가 수술을 권할 때는 그 수술이 정말로 필요한지 철저하게 알아보고 결정해야 한다.

10

한 번의 CT 촬영으로도 발암 위험이 있다

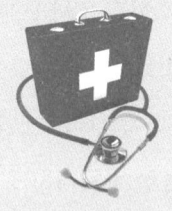

일본의
의료 피폭 폐해의 실태

2011년 3월 11일 동일본 대지진이 일어난 이후로 일본인은 방사선 피폭 문제에 대해 아주 민감해져 있다. "저선량 방사선이라면 안전하다"거나 "미량이라도 위험하다"는 식의 그전까지는 전혀 몰랐던 사항에 관해 정보를 모으고 주의를 기울이고 있다.

하지만 엑스레이 검사(X선 검사)나 CT 검사 등에 의한 '의료 피폭'에는 무관심한 실정이다. 무엇보다 건강한 사람이 방사선에 대해 가장 조심해야 할 것은 방사선 검사이다. 방사선은 세포 속의 DNA(유전정보)를 무조건 손상시킨다. 촬영 시 노출된 방사선 양에 따라 차이는 나지만 반드시 발암에 영향을 미친다. 하지만 국가나 의료기관은 의료 피폭의 위험은 거의 없다는 식의 거짓말만 반복하고 있을 뿐이다. 원자력발전을 추진하기 위해 국가나 전력회사는 "원자력발전은 안전하다. 방사선 위험은 없다"라고 강조하고 있다. 동일본 대지진 후에도 이에 대해 전혀 반성의 기미를 보이지 않고 있다.

의사들도 값비싼 기계의 본전을 뽑아야 하고, 환자에게 직접 문진이나 청진을 하는 것보다 손쉽고 빠르게 돈을 벌 수 있으므로 "일단", "만일을 위해"라는 말로 안이하게 CT 검사를 권한다. 일본의 CT 장치 수는 단연 세계 1위로, 전 세계 설치 대수의 3분의 1 이상을 차지하고 있다. 통계에 따르면 1993년에 8,000대에 달하던 장치가, 2003년에는 1만 4,000대로 늘어났다. 하지만 방사선 검사에 의한 국민 피폭선량과 검사로 인한 발암 사망률도 세계 최고 수준이다. 2004년 의학지 〈란셋(The Lancet)〉에 "일본인 암 사망률의 3.2퍼센트는 의료 피폭이 원인"이라는 영국의 한 연구 결과가 발표된 바 있다.

무분별한 CT 검사로 인한 방사선 피폭이 심각하다

CT 검사는 X선 발생 장치가 360도 회전하며 몸에 X선을 투과시켜 촬영하는 것으로, 검출 결과를 컴퓨터로 재구성하여 인체의 단면 영상을 얻는다. CT 검사의 피폭선량(인체가 받는 방사선 양)은 일반 X선 촬영의 200~300배나 된다. 단 한 차례의 CT 촬영으로 발암 사망 가능성이 있다는 말이다. 구체적으로 45세 성인의 경우 전신 CT를 한 번 받는 것만으로 1만 명 중에 8명(0.08퍼센트)이, 30년 동안 매년 CT 검사를 받는다면 1만 명 중에 190명(1.9퍼센트)이 '피폭에 의해 발암 사망한다'고 추정할 수 있다. 흉부에 국한된 CT 검사에서도 의료 피폭선량은 믿기지 않을 정도로 많은 것으로 나타났다.

일본의 원자력발전소 사고 이후 국가가 피난 기준치로 설정한

'연간' 피폭선량은 20밀리시버트(mSv)이다. 그런데 흉부 CT 검사의 경우, 1회 검사를 하면 그 절반에 해당하는 10밀리시버트에 해당하는 수치에 노출된다. 게다가 '조영 CT' 검사의 경우는 1회 촬영한 뒤 조영제를 정맥에 주사하면서 다시 한 번 촬영을 하기 때문에, 2회 촬영을 하게 되어 결국 20밀리시버트에 노출된다. 복부와 골반 CT 검사의 경우는 피폭량이 더 많아 1회 촬영만으로 20밀리시버트에 노출된다. 여기에 조영 CT 검사까지 받으면 그 배가 되는 것이다.

사실, 일본에서 행해지는 CT 촬영의 80~90퍼센트는 굳이 할 필요가 없는 것이다. 엑스레이 검사는 병원에서 받을 때는 비교적 안전하지만, 회사나 지역에서 편이를 위해 검진 차에서 받는 경우는 주의해야 한다. 검진 차의 엑스레이 장치는 간접 촬영 장치이므로, 병원에 설치되어 있는 직접 촬영 장치에 비해 피폭선량이 3~10배나 많다. 미국에서는 사용이 중지된 간접 촬영 장치를 일본은 지금도 사용하고 있다. 서양의 의료 전문가들은 의료 피폭의 발암 위험을 전제로 환자 보호에 힘쓰고 있다. 그러나 일본에서는 아직도 의사나 환자가 "일단 CT부터 찍고 보자"는 식이다. 그 결과 국민의 피폭선량은 계속 늘어나, 현재 암 사망 원인의 6퍼센트를 넘는다고 주장하는 사람들도 있다. 일본에서 의료 피폭에 의한 암으로 사망하는 사람은 매년 2만 명 전후로 추정된다. CT 검사로 인해 몸을 해치는 일이 없도록 부디 주의하기를 바란다.

의사를 믿을수록 심장병에 걸릴 확률이 높다

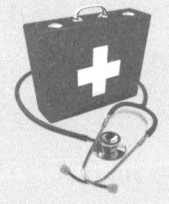

의사의 건강 지도가 질병 예방에 도움이 될까?

요즈음 질병의 조기 발견이나 예방, 조기 치료 등 '예방 의학'이 대유행이다. 의학계 입장에서 어디가 아프거나, 문제가 있어서 병원을 찾는 사람만 진찰하다가는 환자 수는 점점 줄어들기 때문에, 건강하게 살고 있는 사람들로부터 병을 찾아내고 치료함으로써 업계의 번영을 꾀하고 있는 실정이다. 질병에 미리 대처해서 막는 의학이 아니라 '환자를 끌어들이는 의학'인 것이다.

하지만 이 같은 현상은 의사 부족 문제에도 영향을 미친다. 의미 없는 건강검진이나 암 검사에 의사들이 일손을 빼앗겨, 정말로 중요한 응급 의료 등에 의사가 고루 배치되지 않는 것이다.

그러면 의사의 건강 지도가 과연 질병의 예방이나 건강 장수에 도움이 되는 것일까? 이에 대해 핀란드의 한 연구 팀이 15년에 걸쳐 세밀한 추적 조사를 실시했다. 결론부터 말하자면, "정기적인 건강검진으로 병이나 이상이 발견되면 생활 습관을 개선하고, 그 후에도 검사치에 문제가 있다면 의사로부터 약을 처방받는다"는 식의 노력은 무의미하거나 오히려 위험하다.

위 연구 조사를 위한 검사 대상은 회사의 관리직으로 일하며 40~55세의 '보기는 건강하나 심장병에 쉽게 걸릴 인자를 갖고 있는'

약 1,200명의 남녀이다. 구체적으로는 다음과 같은 항목 중에서 한 가지 이상의 인자를 갖고 있는 사람들이다.

- 콜레스테롤 수치가 270mg/dL 이상
- 중성지방(트라이글리세라이드)이 150mg/dL 이상
- 최대혈압이 160mmHg 이상 200mmHg 미만
- 최소혈압이 95mmHg 이상 115mmHg 미만
- 체중이 표준 체중의 120퍼센트 이상
- 내당능(耐糖能 : 생체의 글루코오스 처리 능력) 검사에서 1시간 혈당치가 162mg/dL 이상

검사 대상자들을 제비뽑기로 600명씩 나누고, '개입 그룹' 600명에게는 4개월에 한 번씩 5년 동안 의사가 건강 지도를 해주었다. 즉 운동량을 증가시키는 프로그램을 건네주고, 흡연자는 금연을 시키며, 식사 내용도 상세하게 지도해 섭취 칼로리, 포화지방, 콜레스테롤, 술, 설탕의 양은 줄이고, 불포화지방(주로 마가린), 생선, 닭고기, 송아지 고기, 채소의 양은 늘리도록 했다. 이때 고혈압과 고지혈증이 계속되면 약이 처방되었다. 상당히 엄격한 개입이었지만, 그들 중 75퍼센트가 의사의 지도를 철저히 지켰다. 반면에 나머지 600명은 '방치 그룹'으로 조사 목적을 모르고 건강조사표에 기입만 했다.

의사에 대한 무조건적 맹신은 금물

5년의 실험 기간이 끝난 뒤에는 10년 동안 1,200명 모두 자유롭게 생활하도록 했다. 그런데 그 결과는 전혀 예상 밖이었다. 개입 그룹에서 심장 질환으로 사망한(심근경색, 심장 돌연사) 사람의 수는 방치 그룹의 배 이상이었고, 자살, 사고 등으로 인한 총사망자 수도 의사의 지도를 따랐던 개입 그룹이 많았던 것이다. 다만, 암으로 인한 사망자 수는 개입 그룹이 적었다. 아마 금연의 효과 때문일 것이다.

이러한 결과의 원인을 살펴보면, '증상이 없는데도 고혈압이나 고콜레스테롤 등을 약으로 낮추면, 수치는 개선되어도 심장에는 좋지 않다', '검사에서 병이나 이상이 발견되어 의사로부터 지도나 약 처방을 지속적으로 받으면, 그것이 정신적 스트레스가 되어 심근경색이나 우울증으로 이어진다'라고 분석할 수 있다.

일본에서는 이 같은 연구를 거치지 않고, 그저 '몸에 좋을 것 같아서'라는 이유로 정기검진이 시작되어 지금의 상황에까지 이르렀다. 의료에 대한 과도한 기대와 의사에 대한 무조건적 신뢰가 있었기 때문이다. 그러나 이제는 진실을 가려야 할 때다.

의사에게 　살 해 당 하 지 　않 는 　4 7 가 지 　방 법

위암, 식도암, 간암, 자궁암 같은 암은 방치하면 통증 같은 증상으로 고통스러워하지 않아도 된다. 설령 통증이 있더라도 모르핀으로 조절할 수 있다. 고통 속에 몸부림치면서 죽어가는 것은 불필요한 치료 때문인데도, 의사들은 새로운 환자나 가족에게 '치료는 무서운 것'임을 결코 알려주지 않는다. 대신에 의사들은 이렇게 말한다.
"암은 무서운 병이기 때문에 즉시 치료해야 합니다."
암은 그냥 두면 순식간에 커져서 고통을 주고 목숨을 앗아가는 무서운 병이라는 오해는 이렇게 퍼져가는 것이다.

병을 고치려고 싸우지 마라

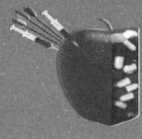

PART 2

12

3종류 이상의 약을 한꺼번에 먹지 마라

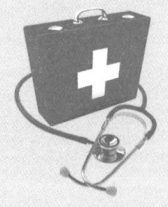

가능한 한 모든 약의 사용을 중단하라

나는 모든 환자들에게 "한 번에 3종류 이상의 약을 처방하는 의사는 믿지 말고, 5종류 이상의 약을 한꺼번에 먹는 행위는 상당히 위험하다"라고 누누이 강조하곤 한다. 약을 몇 종류나 복용하면서도 늘 몸이 좋지 않다는 환자나, 고령자 중에서 치매나 현기증이 나타나는 경우는 "약을 전부 중단하라"고 조언한다. 약의 복용을 그만둬도 약효는 얼마간 지속되면서 자연스럽게 떨어지므로 금단증상이 일어나는 일 없이 몸 상태가 거의 호전된다.

약은 '독'이다. 모든 약에는 부작용의 위험이 있다. 소량을 단기간 복용하는 정도라면 간이나 신장이 약의 독성을 처리해 주는 경우가 많지만, 약의 복용이 습관화되면 틀림없이 부작용이 나타난다. 그리고 단기간이나 소량이라도 약이 독인 이상 복용하는 사람의 건강 상태에 관계없이 언제 부작용으로 나타날지 전혀 예측할 수 없다.

예를 들어 겉으로 드러나지 않은 채 병이 진행되고 있거나, 신경계나 심장의 생리 기능이 약해져 있는 경우 약을 복용하면 그 즉시 쇼크사 하는 경우가 있다(아나필락시스 반응). 심지어 별 생각 없이 먹고 있는 시판 중인 감기약조차 중대한 부작용이 나타나기도 한다.

약해는 '부작용'이 아니라
'주작용'이다

실명, 목숨을 앗아가는 폐렴 등 심각한 약해(藥害)가 일어나고 있는데도, 이런 일이 어둠 속에 묻혀버리는 것은 의사나 제약회사가 '병사(病死)'라고 거짓 보고를 하거나, 환자 측도 약의 부작용이라고는 생각지 못하기 때문이다.

나는 흔히 약의 '부작용'이라고 부르는 것은 약해가 일어났을 때를 위한 구실일 뿐이라고 생각한다. 즉 약의 작용은 전부 '주작용'이며 병을 치료하기는커녕 오히려 병을 가져오거나 악화시키고, 최악의 경우 죽음에 이르게 하는 위험한 것이라고 생각한다.

서양 의학의 중심이라고 할 수 있는 미국에서 의사들에게 지지를 받고 있는 《의사의 규칙(A Little Book of Doctors' Rules)》(1992년)이라는 책이 있다. 일본의 의사나 환자들이 이 책을 보면 뒤로 나자빠질 만한 내용이 많은데, 그 중에서도 특히 인상적인 것이 다음과 같은 약에 대한 경고이다.

"가능한 한 모든 약의 사용을 중단하라. 그것이 어렵다면 최대한 약을 줄여라."

"먹는 약의 수가 늘어나면 부작용은 기하급수적으로 증가한다."

"4종류 이상의 약을 복용하고 있는 환자는 의학 지식이 미치지 못하는 위험한 상태에 있다."

"고령자 대부분은 약을 중지하면 몸 상태가 좋아진다."

일본에서는 국가의 약해 방지 대책이 너무 안일하고, 약사법의 규제도 느슨해서 지금도 엄청난 양의 약이 환자에게 처방되고 있다. 일본에서 유통되는 약의 종류는 다른 국가와 비교해 봐도 압도적으로 많다. 세계보건기구는 약이 "270종류만 되어도 충분하다"고 보고 있지만, 일본에서는 허가받은 약만 해도 1만 종 이상이나 된다.

일본인의 2010년도 의료비 총액은 36조 6,000억 엔으로, 총약제비 비율을 대략 23.6퍼센트로 잡으면(후생노동성 발표) 1인당 선진국 평균의 약 2배를 약값에 쏟아붓고 있는 셈이다.

약에 대한 단속을 더욱 강화해야 하는 상황이지만, 약을 먹지 않으면 재채기 하나도 진정되지 않는 사람이 많은 데다가, 경제 혼란이 예상되고 대기업 보호 우선 등의 문제가 있어서 이런 조치가 하루아침에 실현되기는 어려울 것으로 보인다.

《의사의 규칙》을 읽어보면, "환자는 틈만 나면 여러 명의 의사로부터 약을 처방받아서 그 약들을 한꺼번에 털어 넣는다"라는 내용이 나온다. 어느 나라에서든 약에 사로잡혀 있는 환자들이 많다는 것을 알 수 있는 대목이다.

13

감기에 걸렸을 때 항생제 먹지 마라

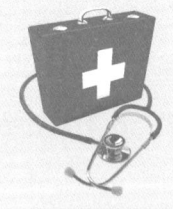

감기약은 감기에 효과가 없다

흔히 "감기를 치료하는 약을 개발하면 노벨상을 받을 것"이라고 들 한다. 실제로 감기 바이러스는 200여 종이나 되며, 그것의 DNA도 쉽게 바뀐다. 이제 막 유행하기 시작한 감기 바이러스의 유전자를 분석하는 데만 며칠이 걸리고, 약이 어떻게 완성되었다고 해도 이미 바이러스의 유전자가 변이를 한 상태이므로 효과가 없다.

그렇다면 시중에 판매되고 있는 감기약(종합감기약)이나, 의사가 처방하는 약은 어떨까? 그것들도 전부 증상을 일시적으로 진정시키는 약일 뿐이다. 시판 중인 감기약에는 기침, 발열, 목의 통증, 콧물 등 감기의 대표적인 증상을 억제하는 성분이 조금씩 들어 있다. 한편 의사가 처방하는 약은 증상별로 다르다. 이 같은 감기약은 먹으면 잠시 동안 증상이 완화된다. 하지만 얼마 안 되어 감기가 도져서 다시 약을 먹게 되고, 그로 인해 잠시 또 진정된다. 악순환이 반복되면서 깨끗하게 낫지 않고 이런 상태가 오래가게 된다.

감기에 걸리면 우리 몸은 기침이나 콧물로 바이러스나 그 사체를 몸 밖으로 몰아내고, 체온을 높여 외부의 적과 맞서 싸우는 백혈구를 활발하게 활동하도록 한다. 이러한 기침과 열을 약으로 억누르는 것은 감기와의 싸움에 찬물을 끼얹는 격이다. 따라서 바이러스가 몸에 눌러앉아 감기가 좀처럼 낫지 않는다.

독감을 백신으로 막았다거나, 타미플루(Tamiflu), 리렌자 같은 약으로 치료했다는 실질적인 증거는 없다. 반면에 그 약해로 인한 뇌 장애나 사망 사건은 헤아릴 수 없을 정도로 많이 일어나고 있다.

감기약의 부작용도 치명적이다

일본의 후생노동성에 의하면, 2009년 8월에서 2012년 1월까지 2년 동안 시판 중인 감기약을 포함해 해열·진통·소염제, 항생물질, 항간질제의 부작용으로 1,505명이 피부가 짓무르는 '스티븐스존슨 증후군(SJS)'과 '독성표피괴사용해(TEN)'를 일으켰으며, 이들 환자 중에서 131명이 사망했다고 한다. 2005년 10월에서 2009년 7월 동안의 집계에서는 2,370명이 발병했는데, 이들 환자 중 239명이 사망한 것으로 밝혀졌다. 이 질환은 심각한 상태에 이르면 마치 좀비처럼 온몸의 피부가 벗겨지는 비참한 피부병이다.

'SJS 환자회'의 대표 치과의사 유아사 가즈에(湯浅和惠)는 20년 전인 39세 때 감기약을 먹은 후 온몸에 발진이 퍼져 한동안 병석에 있었다고 한다. 원인을 몰라 병원을 전전하다가 네 번째 병원에서

SJS라는 진단을 받았다. 현재 그녀는 왼쪽 눈을 실명하고, 치과는 휴업 상태라고 한다.

감기에 걸렸을 때 가장 빨리 낫는 방법은 몸을 따뜻하게 하고, 느긋하게 쉬는 것이다. 독감인 경우에도 유럽에서는 약을 처방하지 않고, "일주일 동안 집에서 안정하라"고 하는 의사도 적지 않다.

감기에 걸려 열이 40도까지 올라가더라도 열 때문에 뇌에 문제가 생길 염려는 없다. 오히려 해열제의 부작용에 의한 뇌 장애나 사망 위험을 생각한다면 가능한 한 해열제를 피하는 것이 현명하다.

열이 올라가는 단계에서는 따뜻한 음료를 충분히 마시고, 이불을 덮고 땀을 푹 내는 옛날 치료 방식이 합리적이고 효과도 좋다. 고열이 나서 견디기 힘든 경우는 찬물이나 얼음을 넣은 베개를 베거나, 찬 수건으로 몸을 닦는 등 물리적으로 몸을 식혀주는 것이 좋다. 미국에서는 고열이 나면 차가운 욕조에 들어가는 사람도 많다. 체력적으로 괜찮다면 적당히 차가운 욕조에 들어가는 것도 괜찮다.

항생물질은 바이러스에는 효과가 없는 데다, 그로 인해 내성균(항생물질이나 약물에 견디는 힘이 강한 세균)이 발생하는 등 골치 아픈 문제를 일으킨다. 따라서 가벼운 감기인데도 항생물질을 처방하는 의사는 가까이하지 않는 편이 좋다.

14

항암 치료가 시한부 인생을 만든다

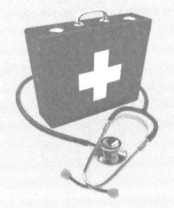

의사의 시한부 선고는
믿지 마라

암이 발견되면 가장 걱정되고 궁금한 것은, '앞으로 내가 몇 년 더 살 수 있을까?' 하는 점이다. 암이 재발했거나 전이가 되었다면 더더욱 그럴 것이다. 최근에는 암으로 인한 '시한부 6개월'이나 그보다 더 짧은 '시한부 3개월' 선고가 유행하고 있는 듯하다. 하지만 다행스럽게도 의사가 말하는 환자의 여명(餘命) 진단은 믿을 것이 못 된다.

어떤 환자는 건강검진에서 천식이 의심되어 CT 검사를 받았더니, 폐암 4기로 이미 온몸에 암이 전이된 상태였다. 이런 경우 항암제를 사용하면, 각종 임상실험 데이터로 판단할 때 반년 이내에 50퍼센트 가까이 사망하고, 3년 생존율은 10퍼센트다. 하지만 나는 늘 말해왔듯이 그 환자에게 "전이가 되었어도 암에 의한 자각 증상이 없으면 당장 죽지는 않습니다. 바로 죽는 경우는 항암제 치료나 수술을 받았을 때뿐입니다"라고 설명했다. 이에 그 환자는 늑골과 폐의 통증이 심할 때만 방사선 치료를 받고, 그 외에는 어떤 치료도 받지 않았다. 심지어 좋아하는 담배를 계속 피우면서 그 후로 3년 9개월 동안이나 살다가 평온하게 눈을 감았다.

또 다른 환자는 자궁암 수술을 받고, 얼마 후 골반의 림프절에 암이 재발했다. 당시 그녀는 산부인과 의사로부터 "즉시 재수술하지 않으면 반년 내에 죽는다"라는 말을 들었다고 한다. 하지만 그녀는 암이 재발한 상태 그대로 방치하기로 결정했다. 그 후 전이된 암은 반년 만에 크기가 두 배가 되었지만, 선고된 기간이 훨씬 지났는데도 지금까지 자각 증상도 없고 여전히 활기차게 생활하고 있다. 그녀는 웃으며 내게 이렇게 말했다.

"그 의사가 한 말은 거짓말이었어요!"

의사의 시한부 진단을 믿을 수 없는 세 가지 이유

시한부 선고와 같은 의사의 '여명' 진단이 믿을 것이 못 되는 첫 번째 이유는 암의 성장 속도가 사람에 따라 다르기 때문이다. 암 병소가 발견되었을 때 그것이 크다 해도 오래 사는 사람도 있고, 나이가 들수록 무조건 암의 진행 속도가 느려진다고 말할 수도 없다.

두 번째는 암 병소가 사람의 생명을 앗아갈 정도로 성장하려면 의외로 시간이 많이 걸리기 때문이다. 암은 보통 직경 10센티미터 정도가 되어야 사람을 죽게 할 수 있다. 암세포가 2배가 되는 데 걸리는 시간은 평균 2개월 이상이다. 1센티미터의 암이 10센티미터가 되는 데는 20개월 이상 걸리는데, 사실 이 정도의 앞일이라면 그

누구도 예측할 수 없다.

세 번째는 암이 커지면서 성장 속도가 둔화되는 경우가 많기 때문이다. 이것은 진행 암뿐만 아니라 조기 암에도 나타나는 경향으로, 발견되었을 때보다 더 커지지 않는 조기 암도 드물지 않다.

여명 진단을 어느 정도 정확히 내릴 수 있는 것은 뇌, 폐, 간 등의 중요 장기가 손상되어 기능이 떨어졌을 때다. 예를 들어 폐암이 커져서 호흡이 힘들어지고 더 이상 치료법이 없는 경우에는 "이제 몇 개월 안 남은 것 같다"라고 예측하게 된다.

그러나 중요 장기에 전이가 발견되어도 자각 증상이나 기능 부전(조직의 기능이 저하된 상태)이 없으면 그보다 훨씬 오래 살 수 있다. 이때도 항암제 치료를 하게 되면 바로 사망하는 경우가 있다.

즉 '시한부 몇 개월'이라고 예상할 수 있는 것은, 체력이 암을 당해내지 못해서 운신을 못하거나 더 이상 일어나지 못하는 경우이다.

병원에 두 발로 멀쩡하게 걸어서 왔는데도 "몇 개월 안 남았다"라고 시한부 선고를 내리는 의사에게는 자신의 목숨을 맡겨서는 안 된다. 더욱이 "항암제 치료를 받지 않으면 3개월밖에 못 살고, 항암제 치료를 받으면 1년은 살 수 있다"라는 식으로 치료까지 권하는 의사라면 당장 뒤도 돌아보지 말고 도망쳐 나오길 바란다.

15

암은
건드리지 말고
방치하는 편이 낫다

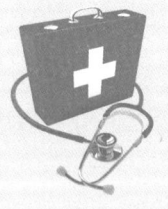

암과 싸울수록
고통에 시달리다 죽는다

"암은 그냥 내버려두면 순식간에 커지고 악화되어, 마취도 듣지 않을 정도의 고통에 신음하다가 죽어간다."

사람들은 대개 암이라고 하면 위의 말에서처럼 '치료하지 않으면 점점 진행되다가 죽음에 이른다'고 생각한다. 이것이 암에 대한 사회적 통념이다. 하지만 이런 생각을 누가, 어떻게 확인이라도 한 것일까? 예전부터 일본에서 암은 대부분 발견하는 즉시 치료해 왔다. 손쓸 도리가 없는 전이 암이나 말기 암이라면 몰라도, 조기 암이나 진행 암의 경우는 무조건 치료부터 했다. 암을 방치하고 상태를 지켜보는 일은 있을 수 없었다.

환자에게 암을 통고하는 것조차 흔치 않았던 1993년, 뉴스 진행자였던 이쓰미 마사타카는 자신이 악성 굳은암종이라는 것을 기자회견을 통해 처음으로 공개했다. 그해 1월에 그는 암이라는 것을 알고 수술을 했지만, 전이가 발견되어 9월의 두 번째 수술에서 장기를 3킬로그램이나 적출했다. 이후 쇠약해진 몸에 항암제 치료까지 받아 몸은 더 야위어 갔고, 결국 그는 3개월 후인 12월에 고통을 견디지 못하고 세상을 떠났다. 그 후 그의 유족에게 이야기를 들을 기회가 있었는데, 첫 번째 수술한 자리에 암이 대폭 재발했다고 한다.

"자르면 암이 날뛴다"는 속설이 있을 정도로, 체내에 메스가 들어가면 정상 세포의 경계가 무너진 곳에 숨어 있던 암세포가 끼어들어 쉽게 증식한다. 게다가 지금 있는 암을 아무리 크게 잘라내도, 그것이 '진짜 암'이라면 암은 사라지지 않는다. 발견되기 훨씬 전에 이미 여기저기로 전이한 상태이기 때문이다.

항암제는 암 치료에 아무 소용이 없다

항암제는 맹독과 같다. 흔히 항암제가 효과가 있다는 것은 '암 덩어리를 일시적으로 줄인다'는 의미일 뿐이다. 그 암 덩어리는 반드시 다시 커진다. 즉 항암제가 효과가 있다는 것은 암을 치료한다거나, 좀 더 살게 된다는 말이 아니다.

1990년 미국 의회에 제출된 기술평가국 보고서에 따르면 "항암제, 방사선 등은 병소를 일시적으로 축소시키지만, 이 축소는 의미가 없고 생명 연장 효과가 인정되지 않을 뿐 아니라 환자의 생활의 질을 악화시킨다"고 한다.

암은 대부분 위암이나 폐암, 유방암처럼 덩어리로 이루어진 '고형 암'으로, 이런 암에는 항암제가 무의미하다. 즉 항암제는 고통스러운 부작용과 수명을 단축시키는 효과밖에 없다는 말이다.

이쓰미 마사타카의 고통스러운 죽음은 암 수술이나 항암제 치료가 아무런 의미가 없음을 잘 말해 준다. 이쓰미 씨처럼 "암이 발견되어 치료에 전념하겠다"라고 선언한 후, 수술이나 치료를 받고 얼마 안 되어 세상을 떠나는 비극은 지금도 빈번히 일어나고 있다.

나는 20년이 넘도록 150명 이상의 '암 방치' 환자를 지켜봐왔지만, 굳은암종이라 하더라도 몇 개월 만에 사망한 사람은 한 명도 보지 못했다. 오히려 평소대로 생활하면서 3년에서 길게는 9년이나 살다가 사망한 사람들은 몇 명이나 된다.

위암, 식도암, 간암, 자궁암 같은 암은 방치하면 통증 같은 증상으로 고통스러워하지 않아도 된다. 설령 통증이 있더라도 모르핀으로 조절할 수 있다. 고통 속에 몸부림치면서 죽어가는 것은 불필요한 치료 때문인데도, 의사들은 새로운 환자나 가족에게 '치료는 무서운 것'임을 결코 알려주지 않는다. 대신에 의사들은 이렇게 말한다.

"암은 무서운 병이기 때문에 즉시 치료해야 합니다."

암은 그냥 두면 순식간에 커져서 고통을 주고 목숨을 앗아가는 무서운 병이라는 오해는 이렇게 퍼져가는 것이다.

16

습관적으로 의사에게 약을 처방받지 마라

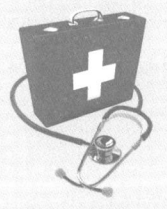

열이 나도 무조건
항생물질 투여하는 의사

　네덜란드에서 주재원으로 일하다 돌아온 사람이 그들의 의료가 일본과 너무 달라 깜짝 놀랐다는 이야기를 해준 적이 있다. 그는 아이가 열이 나서 가정의에게 데리고 갔더니, "집으로 돌아가 몸을 식혀주고 3일이 지나도 열이 내려가지 않으면 다시 오라"고 했다는 것이다. 의사는 그 말만 하고는 해열제도 항생물질도 그 어떤 다른 약도 주지 않았다고 한다.

　일본의 의료는 국민 의료보험에 가입만 되어 있으면 누구라도 전국의 어떤 병원이든 갈 수 있는 시스템이다. 한편 서양의 경우는 '가정의(지역 주민의 건강을 돌보는 의사로, 환자나 환자 가족과 밀접한 유대를 가지고 예방·치료·재활 등의 일을 담당한다. 상황에 따라 전문의를 소개해주는 것도 가정의의 중요한 역할이다-옮긴이)'라는 시스템이 있어서, 몸에 이상이 있으면 내과, 소아과, 외과는 물론 분만까지 할 수 있도록 훈련받은 가정의에게 먼저 진찰받은 후 필요하면 전문의를 찾도록 한다. 특히 네덜란드는 가정의와 전문의의 영역과 역할이 명확히 구분되어 있으며, 약도 가능한 한 사용하지 않는 것이 기본 방침이다.

　일본은 이 같은 서양의 의료 시스템과는 완전히 다르다. 항생물질만 해도 감기 바이러스에 도움이 안 되는데도 계속 처방한다. 수술

할 때도 수술 전에 항생물질을 한 번 사용하면 충분하다는 근거가 있는데도, 이를 무시하고 아직도 여전히 '수술 후 감염 예방을 위해서'라며 며칠씩 항생물질을 투여하고 있다.

항생제에 대한 세균의 내성이 강해지고 있다

약을 처방받지 않으면 불안해하는 환자가 많은 것도 문제이다. 항생물질이나 항균제를 대량 사용할수록 '세균의 내성화'가 문제되기 때문이다. 현재 일본이나 한국은 아주 심각한 병원 내 감염 국가이다. 감염증 환자로부터 검출한 황색포도구균 중에 병원 내 감염을 일으키는 내성균인 MRSA(메티실린 내성 황색포도구균)가 차지하는 비율을 국가별로 살펴보면, 이탈리아 42퍼센트, 미국 40퍼센트, 영국 37퍼센트, 스페인 36퍼센트, 독일 9퍼센트, 네덜란드 0퍼센트이다. 일본은 70~80퍼센트로 이들 선진국 중에서 최고 수준이다(한국은 2010년 기준으로 72퍼센트이다-옮긴이).

세균이나 바이러스 중에 항생물질이나 항균약이 듣지 않는 것을 '내성균' 또는 '세균이 내성화했다'고 말한다. 세균이 내성화하면 그때까지 효과가 있던 약이 더 이상 듣지 않기 때문에, 간단히 치료할 수 있는 증상도 악화되고 생명까지 위험해진다. 최근 문제가 되고 있는 '다제(多劑) 내성균(일명 슈퍼박테리아)'은 한 가지가 아니라 여러 가지 약에 대해 내성을 갖고 있는 세균이다.

내성균에 쉽게 감염되는 것은 수술 후의 환자나 고령자처럼 면역력이 떨어져 있거나, 항생물질을 오랫동안 투여하고 있는 경우이다. 요즘에는 사람뿐만 아니라 가축이나 애완동물에게도 항생물질이 과다하게 사용되고 있다. 예를 들어 돼지의 경우 병을 치료할 때뿐만 아니라 성장을 촉진하기 위해 사료에도 항생물질을 첨가한다. 이런 경향도 내성균을 만연하게 하는 원인이 된다.

일본이 장수국가가 된 것은 의료가 발달했기 때문이라고들 하지만 그보다 더 큰 이유가 있다. 제2차 세계대전까지는 일본인의 주된 사망 원인은 위장염, 폐렴, 결핵 등의 감염증이었다. 하지만 전후 영양과 위생 상태가 좋아지면서 수명이 점점 늘어나게 된 것이다. 19세기 이후 서양의 사망 통계를 살펴봐도 영양과 위생 상태가 개선되면서 결핵, 성홍열, 홍역, 티푸스 같은 병이 모두 격감해 사망률이 감소했다. 즉 항생물질과 예방주사가 도입되기 전에 사망률은 떨어져 있었다는 말이다.

약에 의존하지 않으면 낫지 않는 병 같은 것은 거의 없다고 봐야 한다. 오히려 내성균으로 죽지 않기 위해서라도 약에 의존하는 습관을 버려야 한다.

17

암 환자의 통증을 다스리는 법

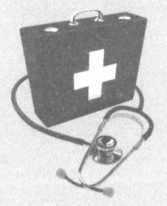

모르핀으로 치료해도
중독되지 않는다

통증에 대한 공포는 죽음의 공포만큼이나 엄청나다. 하지만 통증을 잘 조절할 수 있다는 사실을 알면 죽음도 평온하게 준비할 수 있을 것이다. 죽음 직전에 격심한 통증을 일으키는 대표적인 경우는 뼈로 암이 전이되었을 때이다. 전이한 암이 증식해 암 덩어리가 커지면 골막(뼈를 감싸고 있는 두꺼운 막)이 내부에서 팽창된다. 이때 어떤 화학적 물질이 나와서 그런 것인지, 아니면 단순히 골막이 늘어나서인지는 확실히 알 수 없으나, 그로 인한 통증은 환자들에게 크나큰 고통을 안겨준다. 그러나 그런 통증을 겁낼 필요는 없다. 현재 통증을 없애는 방법이 제대로 확립되어 있기 때문이다.

첫 번째 방법은 진정제를 사용하는 것이다. 우선 비마취 계열의 진정제를 복용한다. 그래도 통증이 가시지 않으면, 두 번째 방법으로 약한 마취 계열의 진정제를 사용한다. 그것으로도 안 된다면, 세 번째 방법으로 모르핀을 복용하거나 이를 좌약의 형태로 투여한다.

여기서 기억할 점은 '모르핀은 제대로 사용하면 중독되거나, 죽음을 앞당길 염려가 없다'는 점이다. 중독이나 의존증이 될 위험이 있는 것은, 매번 모르핀을 '주사'하는 방식으로 사용하는 경우이다. 주사로 모르핀을 투여하면 혈중농도가 급상승했을 때 뇌가 반응해

기분이 좋아진다. 이 때문에 모르핀 투여를 그만둘 수가 없게 되는 것이다. 1, 2차 세계대전 때는 부상당한 병사들에게 모르핀 주사를 대량으로 사용했는데, 그로 인해 전쟁이 끝난 후에도 모르핀 의존증으로 오랫동안 고통스러워하는 사람들이 많았다. 이 같은 영향 때문인지 텔레비전 드라마 같은 데서는 아직까지도 의사가 환자에게 "모르핀 중독이 될지도 모른다", "더 빨리 죽을 수도 있다"라고 말하는 장면이 나오곤 한다.

하지만 약을 복용하는 방식이나, 좌약 또는 수액 주입(點滴)의 방식이라면 모르핀의 혈중농도는 조금씩 올라가다 어느 선에서 멈추기 때문에 중독될 염려가 없다. 이런 방식으로 통증이 가시면 체력이나 기력도 회복되어 좀 더 오래 살 수 있다.

단, 모르핀은 안전해졌다고는 해도 가끔 변비나 구토 증상 같은 부작용을 일으키기도 한다. 이런 경우는 부작용을 완화시키는 약을 같이 사용해야 하며, 매일 여러 차례 정해진 시간에 모르핀을 사용해야 하는 번거로움이 있다.

또한 모르핀 사용의 경우 경제적인 부담이 만만치 않긴 하다. 예를 들어 대표적인 모르핀 MS 콘틴(30밀리그램)을 하루에 2알 먹는다고 하면, 한 달에 4만 2,000엔(환자 본인 부담분도 포함해 병원에 지불되는 금액)이 소요되고, 그런 용량으로 1년을 복용하면 51만 엔이 소요된다. 모르핀을 사용하는 환자들 중에는 간혹 하루에 수십 알이나 복용하는 사람도 있는데, 이런 경우 평생 모르핀을 복용하게 되면 사회적 부담이 상당히 커질 수밖에 없다.

통증도 없애주고
가격도 저렴한 방사선 조사

골 전이로 통증이 나타나는 부위가 한 군데인 경우는 '방사선 조사(照射 : 방사선으로 쪼이는 것)'로 통증을 극적으로 완화시킬 수 있다. 이때 방사선은 몸의 일부에만 조사하므로 부작용도 적다. 항암제를 계속 사용하면 암이 진행되면서 뼈가 녹거나 부러지는 경우가 있으며, 약제가 온몸에 퍼져 있기 때문에 장기들이 손상되어 심각한 부작용이 나타난다.

물론 전이된 곳이 여러 군데라면 방사선으로 일일이 조사할 수 없지만, 골 전이로 인한 통증 치료에 방사선 치료만큼 효과적인 것은 없다. 방사선 조사 요금도 10회 조사에 14만 엔 정도로 본인 부담분은 그 금액의 30퍼센트 정도이다.

방사선 조사로 통증이 완전히 사라진 사람은 모르핀에서 해방되고, 통증이 경감한 사람은 모르핀의 양을 줄일 수 있으므로 방사선 조사 치료는 시험해 볼 가치가 충분하다고 생각된다.

18

암 방치요법은 환자의 삶의 질을 높여준다

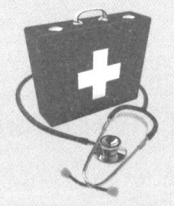

편안한 죽음을 원한다면
암은 그냥 내버려둬라

생각하건대, 사람들이 이상적으로 생각하는 죽음은 죽기 직전까지 활기차게 생활하다가 단숨에 세상을 떠나는 것이 아닐까. 의외라고 생각될지 모르겠으나 내가 확립한 '암 방치요법'은 이런 죽음을 맞게 해줄 가능성이 상당히 높은 방법이다.

암은 치료하지 않으면 통증을 조절, 통제할 수 있고, 그 결과 죽기 직전까지 치매에 걸리거나 의식불명 상태가 되는 일 없이 비교적 맑은 정신을 유지할 수 있다. 산책을 즐기는 정도의 야외 활동도 포기하지 않아도 된다.

배우인 오가타 겐(緒形拳)은 자신이 간암이라는 사실을 가족 이외에는 일절 알리지 않고, 수술과 항암제 치료도 "배우 생활을 할 수 없다"는 이유로 거부한 채 활동을 지속했다. 이후 그는 드라마 '바람의 정원' 촬영을 끝낸 후 제작 발표회까지 참여하고 그로부터 5일 후에 세상을 떠났다.

오가타는 병문안을 온 절친한 친구에게 "몸을 소중히 생각해. 다 나으면 뱀장어나 먹으러 가자"라고 말하고는, 몇 시간 뒤 마치 잠자듯이 숨을 거두었다고 한다. 나는 대부분의 암은 방치하면 오가타의 경우처럼 평안하게 눈을 감을 수 있다고 생각한다.

암 방치요법은
암에 대한 최선책

나는 지난 30년 동안 '어떻게 해야 암 환자가 가장 고통스럽지 않고, 오래 살 수 있을 것인가'라는 관점에서, 이치에 합당하면서도 환자에게 무리가 되지 않는 진찰 방침을 생각해 왔다. 그리고 마침내 '암 방치요법'이라는 결론에 도달했다. 유사 암이라면 전이를 걱정할 필요가 없고, 진짜 암이라면 치료를 하든지 안 하든지 사망률이나 남은 수명에 차이가 없다. 그렇다면 암으로 인한 통증이나 기능 장애가 나타났을 때 진통 치료 및 방사선 치료, 경우에 따라서 외과 수술을 하면 된다.

나는 암 방치요법이 세상에서 가장 새로운 치료법이자 개념일 뿐만 아니라 최선의 대처법이라고 확신한다. 옛날에는 집에서 자연스럽게 죽는 경우가 많았는데, 아마도 이런 '자연사'는 대부분 암이 원인이었을 것이다. 당시에 그들을 진단할 수 있었다면, 추측하건대 남녀 모두 위암이 많았을 것이고, 여성이라면 위암에 이어 자궁암이 많았을 것이다. 위암과 자궁암은 치료하지 않고 방치하면, 마지막까지 통증도 잘 느끼지 않고 편안한 죽음을 맞게 된다. 또한 집에서 나무가 말라가듯 죽어간 노인들의 '노쇠사'도 대부분 암이 원인이었을 것으로 생각된다.

의학이 발달하면서 자연사나 노쇠사는 주변에서 보기 힘들어졌고 자연히 잊혀졌다. 반면에 치료를 받다가 비참하게 죽음을 맞이한 암 환자들 이야기는 시도 때도 없이 들린다. 그러니 현대인이 그토록 암과 죽음을 두려워하게 된 것도 무리는 아닐 것이다.

암을 방치하면 편안한 죽음을 맞을 수 있다. 건강검진 등으로 암을 억지로 찾아내지 말고, 만약 발견되더라도 치료하지 않으면 오히려 오래 살 수 있다. 현대인이 성인이 되고 나서 걸리는 다른 병도 대부분 그렇게 방치하면 마찬가지로 더 오래 살고 편안한 죽음을 맞을 수 있다고 본다.

일단 "자신의 생명에 대해서는 스스로 생각해서 결정한다"라고 마음먹으면, 이후 어떤 판단을 내릴 것인가 하는 방법적인 부분은 무궁무진하다. '암 방치'라는 키워드로 인터넷 검색만 해봐도 수십만 건이나 되는 자료를 찾을 수 있다. 더 나은 인생을 위해 스스로 자기 삶을 개척하자.

19

편안하게 죽는다는 것은 자연스럽게 죽는 것이다

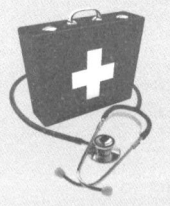

평온사를 원한다면
재택 의료도 방법이다

　암 말기라도 집에서 편안히 눈을 감을 수 있다는 사실이 조금씩 알려지면서, "집에서 죽고 싶다"는 환자나, "집에서 마지막을 보내게 해주고 싶다"는 가족이 늘고 있다.

　어느 80대 암 환자의 경우 머리와 목에 암이 생겨서 방사선 치료를 했지만, 얼마 후 재발이 되어 "더 이상은 치료하지 않는 편이 좋습니다"라는 조언과 함께 집으로 돌려보내졌다. 집에서는 가까운 곳의 개업의가 왕진을 와서 상태를 지켜봐주었다. 이후 가족들이 전하기로는 그가 죽기 1시간 전까지 의식이 뚜렷했으며, 마치 잠을 자듯이 편안히 숨을 거두었다고 한다. 이처럼 암으로 인한 사망은 죽기 직전까지 정신이 맑은 경우가 많다.

　나의 경험으로는 통증의 경우 위암, 간암, 식도암, 자궁암 등 이 네 가지 암은 방치하면 나이에 관계없이 마지막까지 통증을 느끼지 않을 수 있다. 다른 암이나, 치료 결과 통증이 나타난 경우도 고통을 진정시키는 '완화 치료'에 정통한 의사를 만나면 집에서도 통증을 제대로 관리할 수 있다.

무리한 연명 치료로
환자를 고통스럽게 하지 마라

집에서 말기암 환자를 간병하는 경우 주의해야 할 것은 수액 주입이다. 주사 바늘을 매일 교환하는 것은 환자 입장에서 아프고, 의사도 번거롭기 때문에 대부분은 환자의 신체 어느 부분의 정맥에 관을 꽂아 하루 종일 수액을 주입하게 된다.

하지만 그렇게 하면 주입량이 많아지기 때문에 환자의 몸이 수분으로 붓게 된다. 그 수분이 폐에 다다르면 폐에 물이 차서 수영장에 빠졌을 때처럼 호흡이 힘들어지고 기침이나 가래도 나와 환자가 고통스러워한다. 가족 입장에서는 어떻게든 영양을 공급해 주고 싶고, 뭐라도 해야 할 것 같은 마음에 수액 주입을 하는 경우가 많지만, 그것은 환자를 '익사'시키는 것과 다를 바 없다. 따라서 수액 주입을 하지 말고, 환자가 고목이 말라가듯 자연스럽게 숨을 거두게 하는 편이 낫다. 그것이 환자에게는 고통 없이 가장 편안하게 죽음을 맞을 수 있는 방법이다. 단, 수액 주입을 일절 하지 않는다는 것은 환자 본인뿐만 아니라 가족에게도 용기와 각오가 필요한 일이기는 하다.

실제로 현재 의료 산업 중에서 '재택 의료'는 성장 분야로 주목받고 있다. 병원 측의 경제적인 목적이 있기 때문에 환자가 재택 의료를 희망하면 병원에서는 "수액을 주입하는 관을 꽂아서 환자를 집으로 돌려보내자"라고 생각한다. 또한 "어차피 수액을 주입할 거면 무슨 약이라도 같이 넣어보자"라고 생각하는 의사가 많기 때문에 항생제까지 투여하는 경우도 있어서 환자가 더욱 고통을 겪게 된다. 따라서 집에서 편안히 눈을 감고 싶다면 병원에서 겪었던 수액 과다로 인한 고통은 병원에 두고 오는 편이 좋다. 환자가 집에서 편안하게 죽고 싶고 편안히 숨을 거둘 수 있도록 해주고 싶다면, 지속적으로 맞아왔던 수액과는 이별을 고해야 한다.

환자를 위하는 마음에서 만들어낸 의료 처치가 오히려 문젯거리가 되는 일이 흔히 있다. 콧구멍을 통해 위까지 튜브를 삽입해 영양분을 주입하는 '비강 영양(튜브 영양)'이나, 배에 구멍을 내어 위에 직접 튜브를 삽입해 영양과 수분을 주입하는 '위루(胃瘻)'도 그런 경우이다.

이처럼 강제적으로 영양을 공급하는 방법이 없었던 시대에는 사고나 뇌졸중으로 혼수상태에 빠지면 그것으로 사람의 목숨은 끝이었다. 몇 년씩 식물인간 상태로 살아가는 일은 없었다. 입으로 먹을 것을 억지로 흘려 넣으면 그것이 폐로 흘러들어가 폐렴으로 목숨을 잃게 된다. 영양을 공급하지 않으면 자연스럽게 아사(餓死)로 생을 마무리하게 된다. 재택 의료를 선택하면 현대 의료의 간섭을 받지 않고 자연스러운 죽음을 맞을 수 있다. 편안하게 죽는다는 것은 '자연스럽게 죽는 것'이라고 생각한다.

의사에게 **살해**당하지 않는 47가지 방법

의사들이 일반인을 대상으로 "이 방법으로 암을 치료할 수 있다"라고 주장하는 내용의 저서가 무수히 쏟아져 나오고 있다. 그러나 안타깝게도 전이 암이 사라졌다거나, 말기 암의 증상이 나타나 죽음의 문턱까지 갔다가 다시 살아온 사람은 내가 진찰한 수백 명의 환자 중(세계의 여러 논문을 봐도)에는 한 사람도 없다. 진짜 암은 발생하면 즉시 여기저기 장기로 전이해, 종국에는 반드시 숙주의 생명을 앗아간다.

암 검진과 수술 함부로 받지 마라

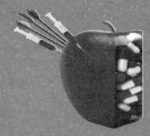

PART 3

20

암 검진은
안 받는 편이 낫다

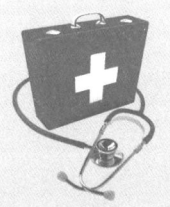

암 검진이 긁어 부스럼이 되는 5가지 이유

'긁어 부스럼'이란 쓸데없는 짓을 해서 도리어 화를 당한다는 의미이다. 암 검진이 바로 이 긁어 부스럼의 대표적인 예라 할 수 있는데, 최첨단 기기로 꼼꼼하고 정밀하게 검사를 하면 할수록 사망자가 늘어나기 때문이다.

암 검진이 긁어 부스럼이 되는 이유를 살펴보면 다음과 같다.

암의 정의 및 범위가 지나치게 넓다

암 검진은 하면 할수록 암이 발견되는 사람이 늘어난다. 그 중에는 오진도 많고, 생명을 위협하지 않는 유사 암이나 잠재 암도 많이 포함되어 있다.

일본과 서양은 암의 정의가 달라서, 일본은 상피 내에 그냥 머물러 있어도 암의 성격을 가진 세포가 증식하고 있으면 암이라고 진단한다. 반면에 서양에서는 침윤이 일어나지 않으면 암이 아니라고 본다. 따라서 서양에서 암으로 간주되지 않는 병변의 80~90퍼센트가 일본에서는 암이 되어버린다. 일본에서는 암으로 진단받으면 무조건 치료 대상이 되기 때문에 의미 없는 수술로 인한 후유증이나 합병증, 항암제의 부작용을 겪게 된다.

CT 검사 자체가 암을 유발할 수 있다

CT(컴퓨터 단층촬영)나 PET(양전자 단층촬영) 등에 의한 암 검진은 방사선 피폭선량이 많아서 단 한 차례의 검진으로도 발암 사망의 원인이 될 수 있다. 즉 검사 자체가 발암을 촉진할 수 있다.

'진짜 암'이라면 이미 전이된 상태이다

검진을 정기적으로 받고 있는 사람들은 검진을 받지 않는 사람들보다 생명을 앗아가는 진짜 암을 빨리 발견할 수 있다. 하지만 그렇다고 운명이 바뀌는 것은 아니다. 진짜 암이라면 검진에서 발견될 정도의 크기가 되기 훨씬 전에 이미 전이가 시작된 상태이기 때문이다. 반면에 검진을 받지 않는 사람들은 암 검진에서 발견될 암을 그냥 방치해 두게 된다. 그러나 사망자 수는 검진을 받고 있는 그룹과 다르지 않다.

CT 등을 이용해 더욱 정밀한 검사를 하면, 엑스레이 촬영보다 훨씬 조기에 원발병소(原發病巢 : 암이 처음으로 생겨난 부위)를 발견할 수 있지만 결과는 마찬가지이다. 발견된 암이 작을수록 유사 암일 확률이 높으며, 진짜 암은 발생된 즉시 전이가 일어나기 때문이다.

PET 검사는 피폭량이 많다

PET 검사는 CT 등의 검사로 발견하지 못하는 암 병소를 찾아내는 경우가 자주 있다. 하지만 그 병소는 이미 전이가 일어나고 있는 진짜 암이거나 유사 암이므로, 일찌감치 발견해도 수명은 늘어나지 않는다. 또한 PET는 방사성 동위원소를 사용하므로 피폭선량이 많아 한 차례의 검사로도 발암 원인이 될 수 있다. 앞에서 설명했듯이 일본은 방사선 검진에 의한 피폭으로 발생하는 암이 압도적으로 많다.

정밀한 검사를 할수록 유사 암을 발견하게 된다

최근에는 영상의학과에서 근무하는 의사들 중에도 "집단 검진은 효과적이지 않고, 숙련된 전문가에 의한 개별 검진이 효과적"이라고 생각하는 사람이 많아졌다(암 검진은 보통 집단 검진과 개별 검진으로 나뉘는데, 한국의 경우 40세 이상을 대상으로 실시하는 주민검진과 직장에서 실시하는 건강검진이 집단 검진에 해당한다-옮긴이).

하지만 개별 검진으로 훨씬 작은 암이 발견되면, 유사 암임에도 무의미한 치료를 할 가능성이 지금보다 높아진다. 결국 정밀한 검사를 할수록 유사 암 환자를 더 많이 만들어내므로 개별 검진도 집단 검진 이상으로 해롭다.

21

유방암 · 자궁경부암은 절제 수술하지 마라

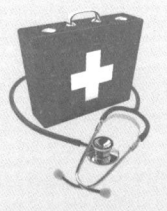

유방 촬영술로 발견된 암은 대부분 유사 암이다

"당신을 위해, 소중한 사람을 위해 암 검진을 받으세요."

"유방암은 치료되는 암입니다. 그러기 위해서는 조기 발견과 조기 치료가 필요합니다."

"예방접종을 받으면 자궁경부암 70퍼센트는 예방할 수 있습니다. 나머지 30퍼센트는 검진으로 조기 발견하세요."

요즘에는 이처럼 여성들에게 전혀 도움이 되지 않는 검진이나 예방접종을 권장하는 광고가 넘쳐나고 있다. 그 중에서도 눈에 띄는 것이 바로 1990년대부터 전 세계로 확산되고 있는 '핑크리본운동'이다. 이 운동은 미국의 한 여성 잡지사와 화장품회사가 유방암에 대한 경각심을 높여, 여성들의 유방암으로 인한 고통과 희생을 줄여보자는 목적으로 시작한 계몽운동이다.

일본에서는 10월을 '유방암의 달'로 정하고 있는데, 10월 1일 '핑크리본의 날'에 일본 각지에 대규모 행사를 열고, 도쿄도 청사, 도쿄타워, 레인보우 브리지, 나고야성, 아카시해협대교 등 전국의 여러 명소를 핑크빛으로 장식하며 핑크리본운동 홍보에 아주 적극적이다.

핑크리본운동을 추진하는 곳은 정부, 지방자치단체, 의료·제약 업계뿐만 아니라 협찬 기업, 은행, 화장품회사, 속옷회사, 생명보험회사 등 일본 내에서 손꼽히는 대기업들이다.

그러나 이 거창한 계몽운동을 비웃기라도 하듯, 최근 10년 동안 유방암 발병률은 급증하고 있다. 유방 촬영술(Mammography : 엑스레이 촬영에 의한 유방암 검사)의 대규모 제비뽑기 실험에서도 역시 검진과 사망률은 전혀 관계가 없었다. 또한 5만 명을 대상으로 실시한 캐나다의 한 연구 조사에서는 오히려 "총사망률은 검진 그룹이 좀 더 많다"라는 결과가 나왔다.

나는 여성의 유관 내에 머물러 있는 암이 축소되거나 소실된 경우를 많이 봐왔다. 나의 진료 경험으로 도달한 결론은, 흔히 유관 상피내암으로 진단받는 병변은 암이 아니라, 여성호르몬에 대한 반응이 어떤 사람에게 강하게 나타난 '유방병증'이라는 것이다.

유방 촬영술을 통해서만 발견할 수 있는 암은 99퍼센트 이상이 유사 암이다. 그러나 이런 경우라도 대부분의 병원에서는 수술로 유방을 절제할 확률이 높다. 수술을 받더라도 수명이 늘어나거나, 치료를 받지 않는다고 해도 수명이 줄어드는 것은 아니므로, 나는 환자들에게 언제나 "유방암 검진의 결과는 전부 잊어버리세요"라고 말한다.

그러나 이 같은 나의 제안은 의학계에서 좀처럼 확산되지 않을 것이다. 그로 인해 곤란해지는 사람들이 아주 많을 것이기 때문이다. "유관 내에 머물러 있는 암은 양성으로, 일종의 유방병증이다"라는 제안을 받아들인다면, 암 검진 자체가 뿌리째 흔들리고, 방사선 검진의를 포함해 유방 촬영술 업계 전체가 손해를 보게 된다. 암보험 관련 보험회사나, 치료를 위해 수술을 하는 외과의사들도 곤란해지기는 마찬가지이다. 유방이 절제된 환자의 유방 재건술을 하는 성형외과의사들도 손해를 본다. 또한 유관 상피내암을 나의 제안과 같이 양성으로 구분해 버리면, 병리 진단 체계의 일관성도 무너져 여러 가지 의료 문제가 연쇄적으로 발생할 것이다. 이런 점들 때문에 현재 많은 의료 전문가들이 나의 제안을 강경하게 반대하고 있는 것이다.

따라서 양성임에도 유방이 절제되는 위험을 피하려면, 자발적으로 유방 촬영술 검사를 멀리하는 수밖에 없다.

자궁경부암 예방접종은 무의미하다

최근에는 '자궁경부암 백신'이라고 해서 사람유두종 바이러스(HPV)를 예방하는 백신의 접종을 초등학교와 중학교 여학생들에게도 적극적으로 권하고 있다. 그러나 이 역시 암 예방에는 도움이 되지 않는다.

자궁경부암의 원인은 성 행위로 감염되는 사람유두종 바이러스이다. 이 바이러스는 자궁경부의 상피와 점막에서 사마귀를 발생시키거나 증식을 일으키는데, 병변이 암과 비슷해서 암으로 혼동하기 쉽다. 하지만 이것은 DNA 이상이 아니라, 감염이 원인인 단순한 '상피세포의 만성 변화' 또는 '만성 감염증'이다. 나는 자궁경부암으로 진단받은 여러 명의 환자들을 치료하지 않고 지켜봐왔는데, '0기'로 생각되었던 환자들 몇 명의 병변이 얼마 뒤 사라진 사례도 있었다.

국가가 진료를 전적으로 관할하는 스웨덴의 통계를 살펴보면, 자궁암 검진에서 발견되는 0기의 암은 99퍼센트 이상이 유사 암이다. 0기의 자궁경부암은 거의 100퍼센트 바이러스에 감염되어 있는데, '백신 접종이 진짜 자궁경부암을 예방했다'는 증거는 아직까지 단 하나도 보지 못했다.

게다가 자궁경부암 백신 접종은 부작용의 위험도 있다. 자궁경부암 백신은 어깨 부근의 근육에 주사하기 때문에 고통도 심하다. 이 백신 접종으로 인해 발열, 두통, 심지어 실명, 의식 상실 등의 부작용을 호소하는 경우도 있다. 자궁경부암 백신뿐만 아니라 독감, 홍역, 일본뇌염 등을 포함한 모든 예방 백신에는 뇌 장애, 급사 등 심각한 부작용의 위험이 따른다.

일본의 경우 자궁경부암 백신 3회분의 비용은 6만 엔 전후로, 기본적으로는 본인 부담이다. 일부 지방자치단체에서는 공적 자금이 조성되어 초등학교 여학생들에게 무료로 백신을 접종하고 있는데, 이것이야말로 세금 낭비가 아닐 수 없다.

자궁경부암은 수술하지 말고 방사선 치료를 받아라

유사 암이 아닌 진짜 자궁경부암을 치료하는 경우, 일본의 관행은 1~2기는 '수술', 3~4기는 '방사선 치료'를 한다. 그러나 서양에서는 1~4기 전부 방사선 치료 대상이다. 치료 성적을 살펴보면, 자궁경부암 1기와 2A기에서는 수술과 방사선 치료의 생존율이 같고, 2B기에서는 방사선 치료 쪽이 훨씬 뛰어나다고 생각된다.

자궁경부암 수술은 골반 속에 있는 림프절까지 광범위하게 절제해 주변의 방광이나 직장을 지배하는 신경까지 끊어버리게 된다. 그러면 이후 배뇨와 배변 기능에 장애가 생긴다.

자궁경부암 절제 수술을 받은 환자 중에는 스스로 배뇨를 할 수 없어서 '카테터(catheter)'라는 가느다란 관을 매번 삽입해 배뇨하는 사람들도 적지 않다.

하지만 방사선 치료를 할 경우 수술과 비교도 되지 않을 정도로 합병증이나 후유증이 가볍게 지나간다. 즉 자궁경부암 1B기에서부터 2B기는 절제 수술이 아니라, 방사선 치료를 해야 한다.

22

위 절제 수술보다 후유증이 더 무섭다

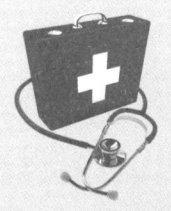

위 절제 후 후유증에 시달리는 사람들

2010년에 위암으로 사망한 일본인은 남녀 합쳐 5만 명이 넘는다. 전체 암 사망자 중 남녀 모두에서 2위를 차지할 정도로 높은 비율이다. 위암의 비극은 치료를 한다는 목적 하에, 수술로 위를 절제해 환자의 몸에 큰 손상을 입힌다는 점이다. 그렇게 위를 전부 적출하거나 위의 출구인 유문까지 크게 절제하는 수술을 하면, 환자는 먹은 것을 소화하고, 먹은 것을 모아두었다가 조금씩 십이지장으로 내보내는 위의 두 가지 큰 기능을 잃게 된다.

그러면 섭취한 음식물이 소장으로 바로 떨어져 복통이나 식은땀이 나는 등의 '덤핑증후군(dumping syndrome)'으로 고통을 받는다. 이 증상을 피하기 위해 위암 수술을 받은 환자는 식사를 하루에 4~5회로 나누어 조금씩 먹게 되는데, 이 때문에 환자는 몸이 바싹 마르고 기력도 잃는다. 생활의 질이 급격히 떨어질 뿐만 아니라 수명까지도 단축된다.

이런 증상 외에도 수술한 자리가 벌어지는 봉합 부전이나, 출혈, 염증 등 수술이 야기하는 합병증이나 심각한 후유증의 위험도 있다.

이전에 외래환자로 나를 찾아온 A씨는 자신의 담당 의사에게 "조기 위암이 발견되었는데, 위의 3분의 2를 수술로 잘라내지 않으면 2년에서 5년 정도 고통을 겪다가 죽게 된다"라는 말을 들었다고 한다. 다른 의견을 기대하며 찾아간 또 다른 병원에서도 똑같은 말을 들었다. 그는 나와 상담을 한 뒤 위를 잘라내지 않겠다는 결심을 했는데, 그로부터 1년 후에 받은 검사에서 암이 흔적도 없이 사라졌다. 검사를 한 때로부터 5년도 더 지난 지금, 그는 여전히 건강한 상태를 유지하고 있다.

나는 위암의 경우 수술로 위를 전부 적출하거나, 광범위하게 절제하는 것 자체가 잘못되었다고 생각한다. 다른 장기로 전이한 '진짜 암'이라면 위를 전부 적출해도 낫지 않는다. 힘들고 아프고 불편한 데다가 결국 몸까지 축난다. 손해 보는 일뿐이다. 다른 장기로 전이하지 않는 '유사 암'이라면 A씨처럼 치료하지 않고 상태를 지켜보는 것만으로 충분한 경우가 많다. 이런 경우는 내시경 치료 등 최소한의 가벼운 수술로 끝날 가능성도 크기 때문이다.

장기는 보존해야 한다

위암 수술의 큰 문제는 위 주변의 림프절을 절제하는 '림프절 박리'가 당연시되고 있다는 점이다. 위 주변에는 많은 림프절이 있는데,

위에서 가까운 순서대로 1군, 2군, 3군 림프절로 분류한다. 진행 위암의 경우, 위를 절제하면서 2군 림프절까지 박리하는 'D2 위 절제'가 일반적이다.

D2 위 절제 수술은 환자에게 엄청난 후유증을 가져온다. 복부의 내장에 분포하는 자율신경도 잘려나가기 때문이다. 이로 인해 먹으면 바로 설사를 하거나 먹는 양이 줄고, 본래 체중으로 돌아오지 않거나 복부 팽만감, 체증, 가슴 쓰림, 식후 불쾌감, 식후 졸음 등의 후유증이 나타난다.

이런 후유증에도 불구하고 뭔가 좋은 점이 있으면 좋겠지만, 이미 영국과 네덜란드의 임상실험에서 "D2 위 절제는 생존율 향상에 기여하지 못한다"라는 결과가 나왔다.

세계적으로 암 수술은 가능한 한 장기를 보존하는 방향으로 나아가고 있다. 쓸데없이 광범위하게 절제 수술을 해도 환자를 고통스럽게만 할 뿐, 생존율을 높이는 효과는 없기 때문이다. A씨의 사례처럼 '치료하지 않고 상태를 지켜보는 것'이야말로 최고의 장기 보존요법이라 할 만하다.

23

1센티미터 미만의 동맥류는 파열 가능성이 낮다

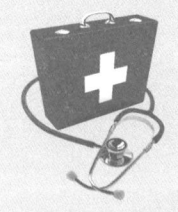

뇌 종합검진
득보다 실이 많다

일본에서는 1980년까지 30년 동안 뇌졸중(뇌경색, 뇌출혈, 거미막하출혈 등)이 사망 원인 1위였다. 지금도 뇌졸중으로 사망하는 사람의 수는 암, 심장병, 폐렴 다음으로 많다. 뇌졸중은 어느 날 갑자기 뇌혈관이 막히거나 찢어져서 일어나는 경우가 많다. 뇌졸중이 일어나면 반신불수 등의 심각한 후유증이 생기거나 목숨을 앗아갈 위험도 아주 크다.

그런 이유로 '뇌영상검사(brain dock)'를 받는 사람도 많다. 뇌영상검사는 뇌 질병의 위험 인자를 찾아내기 위해 MRI(자기공명 영상촬영) 검사, 뇌파 검사, 뇌신경유발전도 검사, 혈액 검사 등으로 뇌에 대한 모든 것을 알아보는 건강검진이다. 말하자면 뇌 종합검진인 것이다.

그러나 뇌영상검사는 득보다 실이 많다.

세계 최초의 뇌영상검사는 1988년 삿포로의 신경외과 의사가 개설했다. 그는 "미파열 동맥류(동맥벽의 일부가 혹처럼 부풀어 오른 상태)를 발견해 처치하면 뇌졸중을 줄일 수 있다"라고 믿었다. 하지만 그것을 데이터로 입증하지는 못했다.

뇌영상검사는 일본에만 보급되었다. 여기에는 여러 가지 이유가 있겠지만, 일본에 신경외과 의사가 지나치게 많다는 점도 한몫했을 것이다. 1999년 일본 뇌신경외과학회의 발표에 의하면, 당시 일본에는 약 5,000명의 신경외과 의사가 있는 것으로 조사되었다. 이에 비해 미국은 약 3,200명, 유럽은 대략 수백 명 정도였다. 즉 인구 대비 신경외과 의사 수가 일본이 월등하게 많은데, 뇌영상검사는 그들을 위한 실업 대책이기도 한 것이다.

이와 관련해 신문에 한 가지 일화가 소개된 적이 있다. 65세의 여성이 뇌영상검사를 받고, 의사로부터 다음과 같은 이야기를 들었다고 한다.

"뇌혈관에 볼록하게 부풀어 오른 뇌동맥류가 있습니다. 운이 나쁘면 당장 내일이라도 파열할지 모릅니다. 수술로 이것을 예방할 수 있습니다. 파열의 위험보다 수술의 위험이 훨씬 낮아요. 수술 받으시겠습니까?"

수술을 선택한 그 여성은 수술 후 오른쪽 반신이 마비되고 언어에 장애가 왔으며, 2년이 지나도록 혼자 힘으로는 일어나지도 못하고 있는 상황이라고 했다. 수술을 집도한 의사는 수술 후, "수술은 하지 않았어야 했다. 파열 가능성은 1~2퍼센트밖에 되지 않았다"라고 말했다고 한다.

미파열 동맥류 수술 자체가 치명적인 위험을 야기한다

뇌영상검사에서 발견되는 1센티미터 미만의 동맥류는 연간 파열률이 0.05퍼센트이며, 20년이 지나야 1퍼센트 정도 된다. 이것은 서양의 53개 의료 시설이 미파열 동맥류를 갖고 있는 환자 2,621명을 대상으로 공동 조사해서 얻은 결론이다.

1998년에 종합 의학 전문지 〈뉴잉글랜드 저널 오브 메디슨(New England Journal of Medicine)〉에 그 조사 결과가 보고되기도 했다. 이 잡지는 세계에서 가장 널리 읽히며, 의료계에 큰 영향을 미치는 의학지인 만큼, 당시 전 세계의 매체가 그 조사 결과를 앞다퉈 보도했다. 그 결과 각국에서 수술을 거부하는 환자가 속출했다.

그러나 그로부터 3년 후, 일본에서 신경외과 의사를 상대로 설문조사를 했더니, 그들 중 60퍼센트가 환자에게 "1센티미터 미만의 동맥류는 연간 파열률이 1~2퍼센트"라고 설명했고, 0.05퍼센트라고 설명한 의사는 2퍼센트밖에 되지 않았다(2001년 일본 뇌영상검사학회).

그 후 일본에서도 NTT 동일본관동병원 등이 이에 관해 추적 조사를 실시했다. 조사 대상은 2001년 1월부터 2004년 4월까지 3밀리미터 이상의 뇌동맥류가 발견된 남녀 5,720명이었다. 조사 기간은 최장 8년이었고, 조사 결과는 다음과 같다.

전체 파열률(연간)	0.85퍼센트(105명 중 1명)
3~4밀리미터의 파열률	0.36퍼센트
5~6밀리미터의 파열률	0.5퍼센트
7~9밀리미터의 파열률	1.69퍼센트(59명 중 1명)
10~24밀리미터의 파열률	33.4퍼센트

다만, 이 조사 결과는 파열하지 않은 사람들의 추적이 불충분하게 이루어졌기 때문에 실제 파열률은 더 낮다고 생각된다.

그러면 미파열 동맥류 수술을 할 경우는 어떻게 될까?

이 수술에 관한 환자의 후유증을 다룬 보고서에는 눈을 의심하게 하는 표현과 수치로 가득했다. 신슈대학병원 신경외과의 미파열 동맥류의 결찰술 성적을 정리한 영문 논문에서는 310명에게 행해진 수술 결과가 보고되었는데, "사망 1명, 그럭저럭 괜찮음(fair) 17명, 양호(good) 30명, 뛰어나게 좋음(excellent) 262명"이었다.

하지만 이 논문에서 '양호'란 눈을 움직이는 동안신경(動眼神經)의 마비, 가벼운 반신부전(半身不全) 마비, 가벼운 시력 장애 등 '신경 기능의 결락은 있지만 자력으로 생활이 가능한 상태'를 말한다.

'그럭저럭 괜찮음'은 '심각한 장애가 남아 자력으로 생활이 불가능한 상태'를 말한다. 지금까지 생활하는 데 아무런 지장도 없다가, 수술을 하자마자 여기저기 마비가 일어나 장애자처럼 휠체어나 침대 신세를 지는 경우도 '그럭저럭 괜찮음'이라는 말이다.

그러고 보면 후유증이 없는 '뛰어나게 좋음'이 85퍼센트라는 것도 놀라운 일이다. 이는 수술을 했더니, 무려 15퍼센트나 장애자가 되었다는 말이기 때문이다. 이 같은 수치를 보고 어느 누가 미파열 동맥류 수술을 받고 싶어 할까?

뇌영상검사 결과, "미파열 동맥류가 있다"라는 말을 들으면 누구라도 걱정이 되고, 수술을 받고 싶다고 생각하는 사람도 많을 것이다. 그러나 미파열 동맥류 수술은 러시안룰렛처럼 그 자체로 위험하다. 그렇다면, 자각 증상도 없는데 뇌영상검사를 받을 이유가 없다. "파열할 동맥류는 발생하고 42주 이내 파열한다"라는 설도 있듯이, 파열할 운명을 저지할 가능성은 사실상 없는 것과 마찬가지이다.

24

채소주스, 면역요법 등 수상한 암 치료법에 주의하라

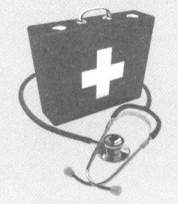

수상쩍은 암 치료법이 넘쳐나고 있다

의사들이 일반인을 대상으로 "이 방법으로 암을 치료할 수 있다"라고 주장하는 내용의 저서가 무수히 쏟아져 나오고 있다. 제목만 보면 그렇게 자신만만할 수가 없다. "이렇게 하면 암이 사라진다", "이 방법으로 암에서 살아났다", "암에 효과적인 ○○의 경이로움", "암을 사라지게 하는 ○○의 기적" 등과 같은 식이다.

그 책들에서 다루어진 방법을 열거해 보면 한약, 침과 뜸, 마이너스 수소이온, 활성수소수, 초고농도 비타민C 수액 주입, 마크로비오틱(macrobiotic), 프로폴리스(propolice), 거슨(Gerson)요법, 가루우유 단식, 당근주스, 채소주스, 녹즙, 미역·다시마, 쌀식초, 타히보(Taheebo)차, 유산균 생산물질, 아가리쿠스 버섯, 면역요법, 림프구요법, 백신, 소변, MMK요오드, 게르마늄, 비파나무잎 등 무궁무진하다. 이 세상의 암이란 암은 다 고칠 것처럼 보인다.

그러나 안타깝게도 전이 암이 사라졌다거나, 말기 암의 증상이 나타나 죽음의 문턱까지 갔다가 다시 살아온 사람은 내가 진찰한 수백 명의 환자 중(세계의 여러 논문을 봐도)에는 한 사람도 없다. 진짜 암은 발생하면 즉시 여기저기 장기로 전이해, 종국에는 반드시 숙주의 생명을 앗아간다.

그런데도 "암을 고칠 수 있다"는 의사들의 주장은 진실한 것일까? 이를 알아보기 위해 나는 여러 가지 논문과 자료를 읽고, 검증해 보았고, 그 결과 다음과 같은 사실을 알게 되었다.

의사들이 위와 같은 요법이 유효하다고 주장하는 근거는 주로 환자의 '암이 사라졌다', '축소되었다', '더 이상 커지지 않는다', '선고 받은 남은 수명보다 오래 살았다' 등의 체험담이었던 것이다.

실질적으로 암 진단에 꼭 필요한 '병변의 일부를 채취해 현미경으로 세포를 조사'하는 일조차 하지 않은 엉성한 에피소드가 지나치게 많았다. 예컨대 폐의 음영을 전이 암으로 진단하고 자신의 요법을 권한 뒤, 암이 사라졌다고 주장하는 식의 속임수가 얼마든지 가능한 것이다.

왜 수상한 암 치료법이 효과가 있는 것처럼 생각될까?

그렇다면 수상쩍은 치료법들이 어째서 효력이 있는 것처럼 생각될까? 첫 번째는 현미경으로 검사해도 암의 오차율이 매우 높고, 외국에서는 '양성 종양'으로 보는 것을, 일본에서는 '암'이라고 부르는 경우도 많기 때문이다. 또한 증상이 없는데 발견되는 암은 대부분 커지지 않는 잠재 암이거나 전이하지 않는 유사 암으로, 자연스럽게 사라지는 경우가 많다. 그러나 의사는 "이 방법으로 암이 사라졌다"라며 기적이 일어난 것처럼 말한다. 명백한 속임수도 눈에 띈다. 예를 들어 채혈만으로는 암을 검진할 수 없는데도 "채혈을 하면 암을 알 수 있다"며 대규모 채혈 부대를 조직해 거리로 내보내서는 일반인으로부터 큰돈을 뜯어내고 있다.

두 번째는 방사선이나 항암제를 같이 사용하는 경우가 많아서 어떤 것이 효력을 나타냈는지 알 수 없기 때문이다. 또한 환자의 체험담에는 "이 방법으로 상태가 개선되었으니 효과가 있다"라는 말이 자주 등장하는데, 이 경우는 '플라세보(위약) 효과'가 의심된다. 밀가루 등으로 만든 위약이라도 의사가 자신 있게 "효과가 있다"라고 말하면, 두통이나 불면을 호소하는 환자의 약 30퍼센트가 효과가 있다고 느낀다. 이런 결과는 다른 실험에서도 마찬가지다. 더욱이 의사가 책까지 써서 "이것으로 암을 고칠 수 있다"라고 단언하니 플라세보 효과도 상당할 것이다.

세 번째로 상태가 개선된 것은 그때까지의 치료법을 그만둔 덕분일지도 모르기 때문이다. 예를 들어 마루야마 백신은 암 치료 효과가 있다고 알려져 있는데, 개발자 마루야마 치사토(丸山千里)는 검진을 받은 환자들에게 우선 지금까지의 치료를 즉시 그만두라고 지도했다고 한다. 환자들은 대부분 부작용이 강한 항암제를 계속 사용해

왔을 것이므로, 상태가 개선되고 좀 더 오래 살게 된 데에는 항암제 사용을 그만둔 효과가 크게 작용했을지도 모른다.

효과를 보았다는 환자의 체험담 중에는 "의사는 반년밖에 살지 못한다고 했지만, 몇 년이나 살고 있으니 효과가 있다"라는 이야기가 자주 등장한다. 하지만 나는 '시한부 반년' 선고를 받은 진행 암을 방치해서 3년, 5년, 길게는 10년이나 산 환자도 여러 명이나 알고 있다.

면역요법은 암 치료에 효과가 있을까?

암을 치료한다는 방법들은 하나같이 연명 효과조차 증명되지 않았음에도 비용은 상당하다. 특히 프로폴리스, 상황버섯 배양균 개체 등은 의사 말대로 복용할 경우 한 달에 20만 엔 이상 드는 것이 보통이다.

건강보험을 사용하면 수천 엔의 본인 부담으로 충분할 검사를, 자유 진료(공적 의료보험제도 범위 밖에 있는 진료)로 전환해 한 번에 10만 엔 단위를 청구하는 의사도 있다. 그런가 하면, 어느 국립대학 교수가 선전한 요법은 1치료 단위에 2,000만 엔으로 내가 들어본 비용 중에 최고 금액 수준이었다.

큰돈을 지불하고 명을 단축한 환자들의 사례도 많다. 혈액 암은 고형 암과 달리 항암제가 잘 듣는데도, 자연 치유력을 높이는 요법에 집중해 세상을 떠난 환자가 있었다. 어떤 환자는 내게는 비밀로 하고 약나무 달인 물을 계속 마시다가, 갑자기 온몸의 피부가 벗겨져 고통 속에서 숨을 거두었다.

한약은 흔히 암에 효과가 있다고들 하지만, 한약 제조회사 쓰무라순천당의 약리연구소 소장이었던 호소타니 에키치(細谷英古)는 20년 전에 쓴 저서 《한방의 과학》에서 "암을 치료하는 한약은 없다"라고 선언했다. 지금도 이 설은 바뀌지 않고 있다.

또한 뒤에서 자세히 이야기하겠지만, '면역'이라는 이름이 붙은 암 요법에는 근본적인 모순이 있다. 흔히 "인간의 몸속에는 하루에 약 5,000개의 암세포가 생기지만, 면역세포가 그것들을 없애준다"고 한다. 물론 독감 바이러스처럼 외부에서 침입한 '이물질'의 경우 면역세포가 이를 붙잡아 제거한다. 그러나 암세포는 몸속의 정상 세포가 변이를 일으킨 것이다. 몸속의 단백질을 사용해 성장한 '자기 자신'이므로 면역세포는 이를 이물질로 인식하지 못한다. 면역요법 자체가 모순이라는 말이다.

25

면역력으로는 암을 이길 수 없다

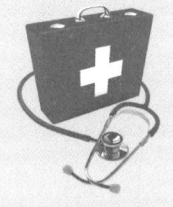

면역력을 강화해도
암 치료에는 의미가 없다

우리는 '면역'에 관해 다음과 같은 말을 자주 듣는다.

"항상 웃으면 면역력이 높아져서 암에 걸리지 않는다."

"이 식품으로 면역력을 높여 암을 예방하자."

"인간의 몸에는 하루 5,000개의 암세포가 만들어지지만, 면역세포인 NK세포(Natural Killer cell, 자연 살해 세포)가 그것들을 없애준다."

이처럼 마치 면역력만 강화하면 암을 예방할 수 있다는 식의 이야기가 널리 퍼져 있다. 하지만 이런 말들은 아무런 증거도 없는 거짓말이다. 대학병원에서 시행하고 있는 '면역세포요법'도 마찬가지이다. 서양 의학계에서는 "면역력을 강화해도 암에는 아무런 의미가 없다. 즉 효과가 없다"라는 설이 상식이다. 면역세포요법은 거들떠보지도 않을뿐더러, 면역이라는 이름이 붙은 요법으로 환자를 끌어 모으는 의사는 사기꾼 취급을 받는다.

면역세포는 외부에서 들어온 이물질을 적으로 인식해 처리하는데, 암은 자신의 세포가 변이한 것이기 때문이다. 인간의 면역 시스템이 암세포를 적으로 간주하지 않기 때문에 암이 발생한 것이다. 따라서 면역을 강화해 암을 치료한다는 면역 치료는 원리적으로 볼 때 모순이다. 암세포란 약 2만 3,000개의 유전자를 가진 세포가 복수의 유전자 돌연변이에 의해 암이 된 것을 말한다. 직경 1밀리미터 크기로 자란 암 병소에는 약 100만 개의 암세포가 있다. 진짜 암이라면 이 정도 크기로 자라기도 전에 혈액을 타고 여기저기로 전이한다. 0.1밀리미터만 되어도 전이할 능력이 있을 정도로 암세포는 강력하다.

분자생물학 연구를 통해 "암은 만들어진 당초부터 전이할 능력을 갖고 있다. '암이 커지고 나서 전이한다'는 설은 잘못되었다"라는 사실이 판명되었다. 현재 의학으로 아무리 조기에 암을 발견한다고 해도, 직경 1센티미터 전후부터이다. 이때는 이미 암세포가 최소한 10억 개 정도는 되고, 전이도 벌써 끝난 상태이다. 흔히 말하는 '조기 암'은 암의 일생으로 보면 이미 원숙기로 접어든 상태라고 할 수 있다.

면역세포는 자신이 아닌 다른 개체, 즉 비자기(非自己)로 인식한 이물질을 없애는 세포이다. 암이 직경 1센티미터 크기로 발견된다는 것은, NK세포가 암세포를 비자기로 파악하지 못했다는 말이다. 이것이 바로 '면역계로는 암을 퇴치하지 못한다'는 명백한 증거이다.

면역 치료에 시간을 쏟는 것은 밑 빠진 독에 물 붓기

면역세포요법에는 '수지상세포(樹枝狀細胞 : 바이러스 감염이나 종양과 같은 비정상적인 세포를 인식하고 T세포에 공격을 요청하는 세포)요법', 'CTL(Cytotoxic T Lymphocyte, 세포상해성 T림프구)요법' 등이 있다. 환자의 암 조직을 채취해 체외에서 수지상세포나 CTL과 반응시키거나, 암세포의 구성 단백질 단편(펩티드)과 반응시켜 체내로 다시 되돌리는 방식이다. 이 요법의 지지자들은 그렇게 하면 수지상세포나 CTL이 몸속의 암세포를 인식해 공격하기 쉬워진다고 주장하지만, 이런 방법은 아무리 시간과 노력을 들여도 밑 빠진 독에 물 붓기요, 언 발에 오줌 누기이다.

실제로 '위암을 수술하지 않은 환자의 생존율'에 관한 여러 데이터를 살펴보면, 항암제를 사용한 사람과 면역요법을 받은 사람의 5년 생존율은 둘 다 20퍼센트 이하인 반면에, 치료를 전혀 하지 않은 사람의 5년 생존율은 50퍼센트로 치료를 받은 사람보다 훨씬 더 오래 살았다.

게다가 면역세포요법의 치료비는 매우 비싸다. "암을 억제하고 싶다면, 평생 계속해야 한다"는 명목으로 매월 수십만 엔이 청구되는 경우도 있고, 총비용이 1,000만 엔에 달하는 요법도 있다. 대학병원이 실험이나 연구를 하는 것은 자유이지만, 이에 대해 요금을 징수한다면 그것은 사기나 다름없다.

26

수술로 인한 의료사고가 너무 잦다

— 흔히 있는 의료 피해 사례

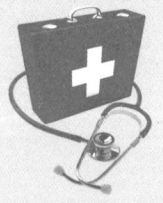

사례 1 : 검진 때 권유받은 검사를 받은 후 급성 췌장염에 걸렸다

Q 50대인 아내가 검진에서 이상이 발견되어 담관(膽管)과 췌장 검사(ERCP)를 받았는데, 이후 급성 췌장염에 걸려서 무척 고생했습니다. 검사를 받지 않는 편이 좋았을까요?

A ERCP의 정식 명칭은 '내시경역행담췌관조영술'로, 십이지장까지 내시경을 넣어 담도와 췌관에 조영제를 주입한 후 X선 사진을 찍는 검사입니다. 췌관에 조영제를 주입할 때 어떤 원인으로 췌액(이자액)이 새어나와 주변의 조직을 녹이면 급성 췌장염이 일어납니다 (췌액은 강력한 소화효소를 함유하고 있다).

급성 췌장염이라는 말을 들으면 급성 상기도염(즉 감기) 정도의 증상을 생각할 수도 있으나, 이는 감기와는 비교도 안 될 정도로 증상이 심각합니다. 급성 췌장염은 담즙을 분비할수록 복통이 격렬해지므로, 본인은 당장 죽을 것만 같다고 느낍니다. 그리고 ERCP로 급성 췌장염이 발병하는 것은 결코 드문 일이 아니며, 실제로 사망하는 경우도 있으므로 그 검사는 받지 않는 편이 좋습니다.

사례 2 : 암을 절제해 놓고는 암이 아니라고 했다

Q 40대 여성으로 작년에 가슴의 2센티미터 망울을 확실한 악성, 즉

'유방암'으로 진단받아 유방 전체를 절제하는 수술을 받았습니다. 하지만 수술 후 재검사에서 악성이 아니라는 판정이 나왔습니다. 그리고 다른 검사에서 유선종이라는 결과를 받았습니다. 암이 아니라는 말이지요. 병원도 실수를 인정해서 현재 양측의 변호사가 합의를 보고 있는 중입니다.

A 유선종은 양성의 병변으로 유방을 절제할 필요가 없습니다. 이처럼 양성의 병변을 현미경에 의한 병리 검진에서 유방암으로 오진하여, 한쪽 유방을 피부만 남기고 무참하게 잘라내는 경우가 적지 않습니다.

다른 병원에서 조직 검사나 세포 검사 후 "유방암이니 유방을 절제하자"라는 말을 듣고 나를 찾아오는 사람들이 있습니다. 그들의 표본을 가지고 병리과 전문의에게 다시 한 번 검진을 받으면 '양성'으로 변경되는 경우가 자주 있습니다.

환자들이 모르고 유방 절제 수술을 받을 수도 있었다는 생각을 하면 등골이 오싹해집니다.

지금은 유방 절제 수술 사례가 줄어들었지만, 20년 전에는 일본의 유방암 수술의 10퍼센트 이상, 즉 연간 2,000명 이상이 양성임에도 불구하고 유방을 절제한 것으로 추정됩니다.

사례 3 : 목이 부어서 간호사가 좌약(진통제)을 넣었는데 식물인간 상태가 되었다

Q 당뇨병이 있는 60대 남편이 목이 부어서 병원에 가니, 급성 후두염이라며 입원을 하라고 했습니다. 입원 중 간호사가 진정제 좌약을 삽입하자마자, 남편은 경련을 일으키며 호흡이 멈췄고, 응급처치도 받지 못한 채 식물인간 상태가 되었습니다. 담당 의사는 설명도 못하고 이비인후과 과장은 역부족이었다며 머리를 숙였지만, 도저히 납득이 안 되어 현재 법정 공방 중입니다.

A 식물인간 상태란 의식을 상실해서 당사자를 불러도 응답하지 못하고 영원히 잠자고 있는 상태입니다. 심장이 멈추는 등의 이유로 뇌로 가는 혈액(또는 산소)이 부족해지면, 뇌는 몇 분 만에 돌이킬 수 없는 손상을 입습니다.
이때 즉시 인공호흡이나 심장 마사지 등의 응급처치를 하면 회복되지만, 응급처치를 받지 못했다는 것을 보면 의사가 옆에 없었다는 것인지 그 부분이 좀 의아합니다.
급성 후두염은 세균 감염이 원인인 경우도 있지만, 대부분은 바이러스 감염으로 일어납니다. 사용한 좌약은 아마도 디클로페낙나트륨이나 인도메타신 같은 비스테로이드성 소염 해열진통제로, 감기에 걸려 병원에 갔을 때 의사가 해열제로 처방해 주는 약과 같은 계통입니다. 단정할 수는 없지만, 이 환자의 경우 해열진통제의 부작용으로 급성 쇼크(혈액순환이 정지하는 상태)가 일어났다고 생각됩니다. 이처럼 해열진통제는 예측할 수 없는 아주 위험한 측면이 있습니다.

사례 4 : 수술 후 내성균인 MRSA에 병원 내 감염되어 증상이 악화되면서 걸을 수 없게 되었다

Q 50대인 어머님이 관절 류머티스로 수술을 받은 후, 내성균인 MRSA에 감염되어 증상이 악화되었습니다. 입원 전에는 어머님이 걷는 데 별 지장이 없었는데, 지금은 반신불수로 전혀 움직일 수가 없습니다. 이렇게 되었는데도 병원 측은 계속 퇴원을 종용하고 있습니다. 도저히 받아들일 수가 없습니다.

A MRSA는 메티실린 내성 황색포도구균의 약자로, 페니실린 등의 항생물질이 듣지 않는 병원균입니다. 이것은 항생물질의 남용으로 인해 발생한 세균으로 세계적으로 문제가 되고 있지만, 사실 이 세균이 서식하지 않는 병원은 없다고 봐야 할 것입니다.

병원 생활로 체력이 떨어진 환자나 수술을 받은 환자가 이 MRSA에 감염되면, 항생물질이 듣지 않기 때문에 병이 쉽게 악화됩니다. 어머님께서 수술 후 걸을 수 없게 되었다는 것은 고관절이나 무릎관절 수술을 받았다는 말일 것입니다. 특히 관절은 세균 감염에 아주 약해서 무균 상태에서 수술해야 합니다. 그런데 실제로는 불결한 수술실에서 수술하는 병원이 많습니다.

어머님께 원인이 있어서 감염된 것이 아니므로, 병원이 어머님을 돌봐주어야 할 책임이 있습니다. 병원이 퇴원을 종용하는 것은 말도 안 되며, 퇴원할 필요도 없습니다.

의사에게 **살해**당하지 않는 47가지 방법

인공적으로 합성된 비타민을 보조 식품의 형태로 섭취하는 것은 위험하며, 채소나 과일로 섭취하는 천연비타민도 많이 먹는다고 해서 몸에 좋다는 보장은 없다. 한때 "비타민C를 대량 투여하면 감기를 예방하고 암을 고칠 수 있다"는 설이 유행한 적 있는데, 이는 원리적으로 볼 때 무의미하다. 그런데도 비타민C의 혈중농도를 높이는 고농도 비타민C 수액이 여전히 암을 치료하는 데 이용되고 있다. 이에 관해 제대로 임상실험을 한다면, '생존 기간의 연장 효과가 없다'거나 '몸에 유해하다'는 결과가 나올 것이라고 생각한다.

잘못된 건강 상식에 속지 마라

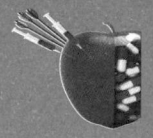

PART 4

27

체중과 콜레스테롤을 함부로 줄이지 마라

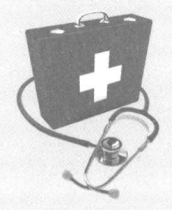

갑자기 살이 빠지면
암이 증식한다

나를 찾아오는 외래환자들 중에 "암은 치료해도 의미가 없다는 걸 알았으니, 그 대신에……"라며 자신이 직접 식사요법을 찾아보고, 거기에 열중하는 사람들이 있다.

식사요법은 대개 섭취 칼로리를 줄이고, 육식을 하지 않거나 현미와 채소만 먹는 식이므로 단숨에 살이 빠진다. 더욱이 자신의 의지로 식사요법을 하는 사람은 의욕이 충만해서 식사요법의 규칙을 철저히 지키기 때문에 살이 급격하게 빠진다. 그러나 암 환자가 그런 식으로 살이 빠지면, 몸의 저항력이 떨어져서 암세포가 믿기지 않을 정도로 폭발적으로 증식해 결국 생명을 잃게 된다.

나의 환자 중에도 그런 비극이 일어난 경우가 있었다. 그들은 유방암 환자와 위암 환자로 두 사람 모두 전이가 발견되어 암 방치요법을 선택했다. 하지만 본인들의 의지로 식사요법에 매진하면서 급격히 살이 빠져, 순식간에 세상을 떠나고 말았다. 과학적으로 정확하게 인과관계를 증명하기가 어렵다고는 해도, 그때까지 얌전하게 있던 암이 두 경우 모두 갑자기 말도 안 되는 속도로 성장했기 때문에, 식사요법이 영향을 미쳤을 것이라고 생각한다.

그렇게 갑자기 살이 빠지면 혈중 지방인 콜레스테롤도 감소한다. 콜레스테롤은 세포막을 만들고 각종 호르몬의 재료가 되므로 생명 유지에 반드시 필요한 성분이다. 이 콜레스테롤이 감소하면 암뿐만 아니라 뇌출혈, 감염증, 우울증 등으로 사망할 수 있다.

암의 성장 속도는 무엇보다 암세포 자신의 힘과 관계있다. 그 다음으로 숙주(환자) 몸의 저항력, 즉 정상 세포의 견고함이 크게 영향을 미친다. 콜레스테롤이 감소하면 세포막이 약해져서 정상 세포의 집합체인 정상 조직도 힘을 잃기 때문에, 암세포가 증식하고 침입하기 쉬워진다.

또한 식사요법은 영양 균형이 쉽게 무너질 뿐만 아니라, 먹고 싶은 것을 먹을 수 없고 먹어서는 안 되는 것을 먹거나, 식욕이 충족되지 않는 데서 오는 스트레스와 죄책감이 쉽게 쌓인다. 식사요법 자체가 몸에 독이라고 해도 과언이 아닌 것이다.

암 환자도 스테이크나 참치뱃살을 먹어도 된다

최근 들어 '1일 1식' 같은 식사법이 유행처럼 번지고 있다. 그러나 우리가 늘 그래 왔듯이, 식사는 '하루에 3번' 하는 것이 가장 좋다. 2012년 미국 국립노화연구소(NIA)는 23년에 걸친 '원숭이의 칼로리 제한에 의한 다이어트 연구 관찰'에 대한 중간보고를 했다.

이 연구에서 지렁이나 생쥐처럼 작은 동물의 경우는, 평소보다 칼로리를 30퍼센트 줄인 다이어트로 수명이 연장된다는 사실이 밝혀졌다. 그러나 같은 연구 팀이 히말라야원숭이를 대상으로 20년 이상 관찰한 결과, "칼로리를 20퍼센트 정도 줄여 다이어트를 한 원숭이 그룹과 하지 않는 원숭이 그룹의 수명에는 차이가 없다. 즉 칼로리 제한으로 수명은 늘어나지 않았다"는 결론을 얻었다.

암을 방치하기로 한 환자들에게 나는 꼭 다음과 같은 조언을 한다. "스테이크든 참치뱃살이든 자신이 맛있다고 생각되는 것은 뭐든지 드세요. 조금 살집이 있는 편이 오래 삽니다."

암에 걸리지 않은 사람들도 마찬가지이다. 스모 선수처럼 지나치게 살이 찌면 당연히 수명은 짧아진다. 하지만 건강 조사 데이터에서도 알 수 있듯이, 대사증후군에 막 접어든 정도, 즉 약간 뚱뚱한 사람이 가장 오래 살고, 콜레스테롤 수치가 높을수록 장수한다. 정상 세포를 강하게 하는 것이 암에 대한 저항력을 높이는 지름길인 것이다.

28

영양제보다 매일 달걀과 우유를 먹어라

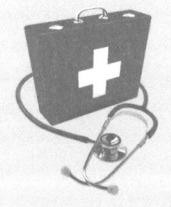

달걀과 우유는
완벽한 천연 영양제이다

인류는 아주 먼 옛날부터 새들의 알과 염소나 소의 젖을 귀중한 영양원으로 섭취해 왔다. 달걀과 우유는 다른 식품에 비해 싼 편에 속하지만, 20종류 이상의 아미노산을 전부 갖고 있는 영양이 풍부한 완전식품이다. 대부분 첨가물도 없고, 조리하든 하지 않든 간단히 맛있게 먹을 수 있다.

이외에 가공식품인 버터, 치즈, 요구르트, 마요네즈 등도 우수하고 가격도 적당한 식품군이다. 우유를 마시면 소화가 안 되거나 배가 아프고 설사를 하는 '젖당불내성(lactose intolerance)'이 있는 사람은 그 대신에 요구르트나 치즈를 먹으면 된다.

달걀은 특히 반숙 상태에서 소화가 아주 잘돼 이유식이나 환자식으로도 매우 좋다. 비타민C 이외의 주요한 영양소를 모두 함유하고 있고, 필수아미노산의 조성도 완벽하다. 노른자에는 뇌와 신경 조직을 만드는 데 꼭 필요한 레시틴(lecithin)도 풍부하다.

우유도 중요한 영양소를 균형 있게 함유하고 있고, 필수아미노산의 성분비도 이상적이다. 특히 칼슘의 함유량은 전체 식품 가운데 최고 수준이다.

우리 몸의 20퍼센트는 단백질로 이루어져 있으며, 이 단백질을 구성하는 아미노산은 20종류이다. 그 중에서 몸속에서 합성할 수 없는 9종류를 '필수아미노산'이라고 하는데, 1종류라도 부족하면 뼈, 혈액, 근육 등을 합성하지 못하고 영양 장애를 일으킨다.

최근 아미노산 보충제가 인기를 끌고 있지만, 20종류의 아미노산을 하나씩 인공적으로 만들어 배합한 것을 돈까지 들여 섭취하는 것은 정말이지 어리석은 일이다. 이보다는 달걀과 우유를 매일 먹고 마시는 것이 훨씬 이익이다. 이보다 완벽한 천연 영양제는 없다.

100세가 되어서도 혼자 일어나서 옷 입고 화장실 가는 일들을 거뜬히 해내는 사람들의 공통된 식생활 특징이 있는데, 그것은 다름 아닌 '단백질을 충분히 섭취하고 있다'는 점이다. 혈액 속 단백질의 일종인 혈중 알부민 수치를 측정하면 영양 상태를 파악할 수 있다.

기름진 음식도 먹어야 오래 산다

지금부터 40년 전, 도쿄 도(都) 노인종합연구소가 세워진 1972년에는 100세 이상의 인구가 405명밖에 되지 않았다. 이 연구소가 그들 중 100명의 식생활을 조사해 보니, 채식만 하는 사람은 없고 전원이 육류, 생선, 달걀, 유제품 등의 동물성 식품을 당시의 고령자 평균보다 많이 먹고 있었다. 물론 달걀의 콜레스테롤이나 유지방이 걱정되는 사람도 많을 것이다.

이 연구소는 1976년부터는 당시 '장수 지역'으로 유명했던 도쿄도 고가네이(小金井) 시의 70세 남녀를 대상으로 식생활을 추적하기 시작했다. 10년 후, 80세가 되어서도 살아 있는 사람의 '하루 총섭취 에너지에 대한 지방 비율'을 조사해 보니, 남성은 10년 전의 23.7퍼센트에서 26퍼센트로, 여성은 22.5퍼센트에서 26퍼센트로 지방 비율이 늘어나 있었다. 70세가 되면서 그전보다 '기름진 음식'을 더 많이 먹기 시작했다는 의미이다. 지방이 콜레스테롤과 호르몬을 만들어 우리 몸을 건강하게 유지한다는 것을 본능적으로 알고 있었던 것이다.

앞으로 인류의 수명이 어떻게 될지 예단할 수는 없지만, '90년 또는 100년 인생'이 될 가능성은 현 시점에서 볼 때 아주 높다. 이를 위해 몸과 뇌를 건강하게 유지하려면 단백질과 지방을 충분히 섭취해야 한다. 가장 좋은 방법은 매일 달걀과 우유를 먹는 습관을 들이는 것이다.

29

술, 알고 마시면 약이 된다

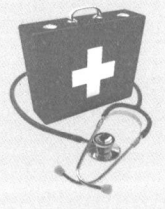

적정량을 지키면
술은 장수에 도움이 된다

건강이 나빠지면 의사로부터 가장 먼저 듣는 말이 '금주와 금연'이다. 확실히 흡연은 삼가야 한다. 나는 사람마다 각자 용량이 다른 이른바 '발암 양동이'를 갖고 있다고 생각한다. 즉 발암 원인이 양동이에 차고 넘치면 암이 된다고 본다.

담배는 방사선, 농약과 마찬가지로 명백히 발암을 촉진하는 물질이다. 중노년 이후 지속적인 기침, 가래, 호흡 곤란에 시달리는 COPD(만성 폐쇄성 폐 질환) 환자의 90퍼센트는 흡연 경험자이다.

한편 술은 지나치지만 않으면, 오히려 수명을 연장해 준다고 생각한다. 음주를 하면 고혈압이 된다고 생각하는 사람이 많지만, 술을 마시면 혈관이 확장되어 혈압이 일시적으로 낮아진다. 스트레스로 신경이 곤두설 때, 술을 마시면 마음이 편안해지거나 긴장이 풀리는 것도 혈관 확장 효과 때문일 것이다.

미국 암학회는 "허혈심장병(협심증, 심근경색 등)의 위험도는 음주량과 관계없고, 술을 마시지 않는 사람보다 마시는 사람이 위험도를 낮출 수 있다"라고 발표했다.

물론 과음은 금물이다. 과음을 하면 간뿐만 아니라 뇌도 크게 손상될 수 있기 때문이다. 인간의 뇌는 나이를 먹으면 조금씩 쪼그라들어 전두엽과 거미막(뇌나 척수를 덮고 있는 세 층의 수막髓膜 중에 중간의 얇고 거의 투명한 막) 사이에 틈이 생긴다. 뇌는 최대 15퍼센트 정도 위축되는데, 이 경우 생기는 틈은 1센티미터 전후나 된다.

뇌가 위축되면 뇌세포가 감소하기 때문에 깜빡하거나 뭔가를 잃어버리는 일이 잦아서 알츠하이머병 등의 치매, 기억 장애, 우울증으로 이어지는 경우가 많다.

약이 되는 술 음용법

지바대학교 의학부에서는 2000년에 뇌영상검사를 받은 건강한 남녀 1,432명(30~69세)을 대상으로 '음주와 뇌 위축 간의 관계'를 조사했다. 조사 대상자를 (1) 술을 마시지 않는 그룹, (2) 술을 가볍게 즐기는 그룹, (3) 일본주(도수 15도 내외)의 경우 하루에 360밀리리터 미만 마시는 그룹, (4) 일본주를 매일 360밀리리터 이상 마시는 그룹으로 나눠 MRI(자기공명 영상촬영)로 조사했다.

그리고 전두엽과 거미막의 틈이 2밀리미터 이하인 경우는 뇌 위축 없음, 3~5밀리미터는 가벼운 뇌 위축, 6~8밀리미터는 중등도의 뇌 위축, 9밀리미터 이상인 경우는 고도의 뇌 위축으로 보고 결과를 분석했다.

그 결과 전체 조사 대상자 중 뇌가 위축된 사람의 비율은 ⑴, ⑵, ⑶그룹이 각 24퍼센트 정도로 거의 같았고, 술을 많이 마시는 ⑷그룹은 38퍼센트로 높게 나타났다. 특히 ⑷그룹의 경우 '중등도 이상'의 뇌 위축이 뚜렷하게 나타났다. 연령별 분석에서는 "과음을 계속하면 건강한 사람이라도 뇌 위축이 실제 나이보다 10년이나 빨리 진행된다"는 사실을 알 수 있었다.

술을 좋아하는 사람은 술을 마시기 시작하면 자신도 모르게 과음을 하게 되므로, 맥주의 경우는 하루에 500밀리리터 용량으로 1~2캔, 일본주는 180~360밀리리터, 와인은 글라스로 2~3잔, 소주는 물을 섞어 2~3잔 정도로 상한선을 정해 두고 즐기도록 한다. 그러면 스트레스 해소 효과까지 더해져 백약지장(百藥之長), 즉 "잘 마신 술은 백 가지 약 중에서 으뜸이다"라는 옛말처럼 내 몸에 약으로 작용할 것이다.

술은 살균력도 강해서 옛날부터 상처를 소독하는 데 이용되기도 했다. 또한 정맥류에 알코올의 일종인 에탄올을 주입해 단단하게 하거나(경화요법), 암의 병소 부위에 주입해 암세포를 괴사시키는 요법도 세계적으로 행해지고 있다. 이 같은 요법은 수술 못지않은 치료 성적을 자랑하고 있다.

30

다시마나 미역을 과도하게 섭취하지 마라

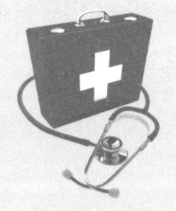

채소만 많이 먹는 것이 정말 몸에 좋을까?

"비타민이나 미네랄은 인간이 살아가는 데 반드시 필요한 영양소이다. 하지만 몸속에서 만들어지지 않기 때문에 매일 따로 섭취해야만 한다." 이처럼 비타민과 미네랄을 무엇인가로 보충해야 한다는 '경고'가 세상에 넘쳐나고 있다. 하지만 이는 큰 착각이다. 결론부터 말하자면, 현재 일반적인 식사를 하고 있는 사람이라면 비타민이나 미네랄 섭취량은 충분하다. 건강을 위해 그것들을 따로 보충하는 것은 오히려 몸에 나쁘다. 비타민과 미네랄을 지나치게 섭취하면 중독 증상이 나타나거나, 심지어 암이나 심장병의 위험이 높아져서 생명을 단축하는 원인이 될 수도 있다.

이에 관한 이해를 돕기 위해 '핀란드 쇼크'라고 불리는 충격적인 연구 보고를 소개하겠다. 이는 1990년대에 핀란드에서 실시한 대규모의 영양 개입 실험으로, 남성 흡연자 2만 9,000명을 합성 베타카로틴 섭취 그룹과 위약 그룹으로 나누어 5~8년 사이에 폐암이 발생하는 사람을 추적 조사한 것이다. 조사 결과는 예상을 완전히 뒤엎었다. 베타카로틴을 섭취한 그룹은 그것을 섭취하지 않은 위약 그룹보다 폐암 발생률이 18퍼센트나 증가했고, 폐암과 심장병에 의한 사망도 늘어나 위약 그룹보다 총사망률이 8퍼센트 높았다. 때문에 조사

도중에 "이 실험을 계속하다가는 폐암 환자를 인위적으로 만들어내게 된다"는 이유로 실험이 중단되었다.

한편 미국 암연구재단과 세계암연구기금이 500개나 되는 세계 각국의 연구 논문을 바탕으로 작성한 '암 예방과 식생활 등의 관계'에서는 채소나 과일을 많이 먹는 사람은 폐암의 위험이 줄어든다고 보고하고 있다. 그러나 미국의 MD 앤더슨 암센터(MD Anderson Cancer Center)가 초기 유방암 치료 여성들을 대상으로 10년에 걸쳐 신뢰도 높은 추적 조사를 한 결과는 다음과 같다.

"채소, 과일, 식이섬유가 풍부하고 지방 함량이 극도로 낮은 식사는 여성의 유방암 재발의 위험을 줄이지 않는다. 국가가 권장하는 양의 채소를 먹고 있는 일반 그룹과 비교하면 생존 기간도 같다."

따라서 인공적으로 합성된 비타민을 보조 식품의 형태로 섭취하는 것은 위험하며, 채소나 과일로 섭취하는 천연비타민도 많이 먹는다고 해서 몸에 좋다는 보장은 없다. 한때 "비타민C를 대량 투여하면 감기를 예방하고 암을 고칠 수 있다"는 설이 유행한 적 있는데, 이는 원리적으로 볼 때 무의미하다. 그런데도 비타민C의 혈중농도를 높이는 고농도 비타민C 수액이 여전히 암을 치료하는 데 이용되고 있다. 일본에서는 50그램의 비타민C 수액 비용이 자비 치료로 2만 엔 전후이다. 이에 관해 제대로 임상실험을 한다면, '생존 기간의 연장 효과가 없다'거나 '몸에 유해하다'는 결과가 나올 것이라고 생각한다.

폐경기 여성은
다시마나 미역의 섭취에 주의해야 한다

이는 미네랄도 마찬가지이다. 2011년 3월 11일 후쿠시마 원전 사고 후, 요오드로 방사선 피폭을 예방할 수 있다는 유언비어가 퍼지면서 다시마나 미역 등의 해조류를 매일 챙겨 먹는 사람이 늘어났다.

그러나 일본 국립암연구센터는 2012년에 "해조류에 함유된 요오드는 생명 유지에 반드시 필요한 미네랄이지만, 지나치게 섭취하면 갑상선암의 발생 원인이 될 수 있다"라고 발표했다.

이 결과는 일본 9개 지역의 40~69세 여성 약 5만 명을 1990년대부터 약 14년 동안 추적 조사하여 얻어낸 것이다. 조사 결과 14년 동안 134명의 여성이 갑상선암에 걸렸고, 이들 중에서 유두암종(갑상선암의 일종)에 걸린 사람은 113명에 달했다. 해조류를 거의 매일 먹는 그룹이 유두암종에 걸릴 위험은, 일주일에 2일 이하로 먹는 그룹의 3.81배나 되었다. 해조류를 일주일에 3~4일 먹는 그룹도, 일주일에 2일 이하로 먹는 그룹의 약 2배였다.

이 조사에서 폐경 전의 여성은 해조류 섭취 빈도수와 갑상선암의 위험에 차이는 없었지만, 요오드가 풍부한 식생활을 하는 경우 필요 이상의 요오드를 섭취하지 않도록 주의를 기울이는 것이 좋다.

31

콜라겐으로 피부는 탱탱해지지 않는다

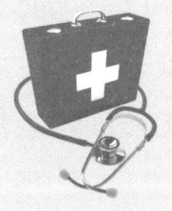

콜라겐이나 글루코사민은
배 속에서 다 분해된다

"탱탱하고 생기 있는 피부를 만들어주는 콜라겐의 배합량이 무려 5,000밀리그램!"

"무릎관절의 연골을 구성하는 글루코사민이 1,760밀리그램이나 배합!"

이와 같은 선전 문구에서 알 수 있듯이, 콜라겐이나 글루코사민처럼 피부 탄력, 미백, 운동 능력 향상, 관절통 완화에 도움이 된다는 보조식품이 인기를 끌고 있다. 그러나 입으로 섭취한 콜라겐이 피부를 직접 탱탱하게 만들어주는 것은 아니며, 글루코사민이 무릎까지 닿는 것도 아니다.

젤라틴은 100퍼센트 콜라겐에서 얻어지며, 5그램짜리 젤라틴 1포에는 콜라겐이 4,500밀리그램 들어 있다. 만약 콜라겐이 정말로 피부에 직접 영향을 미친다면, 젤리를 많이 먹는 사람은 피부가 평생 탄력 있고 100세가 되어도 주름살 하나 없어야 할 것이다.

그러면 왜 콜라겐이나 글루코사민은 피부나 무릎 같은 목표 부위에 직접 닿지 않는 것일까? 그것은 우리가 먹은 것은 일단 장 속에서 분해되거나 혈액으로 들어가, 아미노산이나 당의 형태로 이용되기 때문이다. 콜라겐은 단백질의 일종이며, 글루코사민은 당의 일종이다. 따라서 보조식품으로 콜라겐이나 글루코사민을 섭취한다는 것은 단백질이나 당을 조금 섭취한 것과 마찬가지인 셈이다.

체내에 흡수된 아미노산의 일부는 콜라겐이나 글루코사민으로 합성된다. 그러나 콜라겐은 피부에만 이용되는 것이 아니라, 우리 몸의 모든 조직에 존재하면서 몸이나 피부, 장기의 형태를 유지해 주는 구조재 역할을 한다. 나이를 먹으면 이 콜라겐 합성 능력이 저하되는데, 눈에 띄는 변화로는 피부의 탄력이 없어지거나 수분을 유지하는 힘이 떨어져 주름이 쉽게 생긴다.

글루코사민은 온몸의 연골이나 결합조직에 분포하며, 연골세포를 형성하는 가장 중요한 영양소 중 하나이다. 콜라겐과 마찬가지로 나이를 먹으면 합성 능력이 떨어지고 연골은 닳으면 재생되지 않기 때문에, 무릎에 통증과 부종 등이 생긴다.

보조식품에 관한
과대 선전에 속지 마라

콜라겐과 관련하여 언급되는 단어 중에 나노화된 콜라겐이라는 것도 있다. '나노화'란 분자량을 10억분의 1로 줄이는 것을 말한다. 지구를 예로 든다면, 무려 탁구공 크기까지 줄이는 것이 나노화이다.

콜라겐을 나노화하면 분자량이 작기 때문에 입으로 섭취하든 피부에 바르든 쉽게 흡수된다고 선전하고 있지만, 사실 나노화된 콜라겐은 그냥 아미노산일 뿐이다. 콜라겐은 여러 개의 아미노산이 결합해서 만들어진 것이다.

"글루코사민을 나노화된 미네랄 이온의 작용으로 쉽게 흡수되도록 만들었다"라는 의미조차 모호한 상품도 있는데, 이런 상품은 값도 비싸서 한 달분이 1만 2,000엔이나 한다.

콘드로이틴이나 히알루론산 같은 것도 전부 원리는 마찬가지이다. 그것을 먹든 마시든 어차피 배 속에서 분해되기 때문에 목표 부위에 도달하지 못한다.

게다가 보조식품은 전부 특정 영양소의 '과잉 섭취' 위험이 있다. 베타카로틴조차 지나치게 섭취하면 폐암이나 심장병에 걸릴 확률이 높아진다. 유명인이 광고에서 "이렇게 활기차고 젊게 사는 것은 다 이 제품 덕분"이라며 미소 짓는 데 혹해서 구입하고는, 얼마 안 되어 "돈만 낭비했다"며 후회하는 일이 없도록 주의하자.

콜라겐이나 글루코사민의 합성 능력을 최대한 유지하는 데는 영양적으로 균형 잡힌 식사, 적당한 운동, 일찍 자고 일찍 일어나는 생활로 신진대사를 원활히 하는 것이 가장 좋다.

32

염분이 고혈압에 나쁘다는 것은 거짓이다

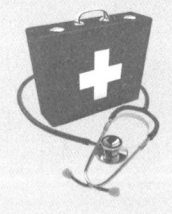

염분이 부족하면
병에 걸리기 쉽다

염분은 적게 섭취할수록 좋다는 인식이 정착한 탓에, 이제 라면 국물 같은 음식을 남기지 않고 모조리 마시면 몰상식한 사람 취급을 받는 시대가 되었다.

세계 각국의 연구 조사 데이터를 살펴보면, 오히려 염분이 부족한 사람 쪽이 병에 더 잘 걸리고 일찍 죽는다는 것을 알 수 있다.

하지만 이와 달리 일본에서는 "국민 대부분이 소금을 지나치게 섭취하고 있으므로, 염분을 줄이면 모든 병을 예방할 수 있다"는 말들이 반세기가 지나도록 상식으로 여겨지고 있다. 일본 고혈압학회도 2012년에 다음과 같은 권고문을 발표했다. "고혈압 예방을 위해 혈압이 정상인 사람에게도 식염 제한(하루 6그램 미만)을 권장한다. 특히 당뇨병이나 만성 신장병이 있는 사람의 경우, 순환기 질환이나 신부전 예방을 위해서 하루 6그램 미만으로 염분을 줄이는 것이 좋다. 또한 성인이 된 후 고혈압이나 순환기 질환을 예방하기 위해서는 어렸을 때부터 식염을 제한하는 것이 바람직하다. 일본인 대부분은 필요량을 훨씬 초과하는 염분을 섭취하고 있다." 어떻게든 국민의 염분 섭취량을 낮춰보겠다는 의지가 느껴지는 글이다.

그러나 이와 정반대되는 데이터도 쉽게 찾아볼 수 있다. 1988년에 발표된 국제 공동 조사 '인터내셔널 스터디'에서는 32개국 52개 지역에서 약 1만 명을 대상으로 '식염 섭취량과 혈압의 관계'를 조사했다. 그 결과 문화 수준이 낮은 지역을 제외한 48개 지역에서 식염의 섭취량과 고혈압증 사이의 관계를 입증할 만한 명확한 결과는 나타나지 않았다. 또한 미국 뉴욕에 위치한 알버트 아인슈타인 의과대학의 마이클 올더먼(Michael Alderman) 박사가 25~75세의 20만 7,729명에게 설문조사를 한 결과 다음과 같은 결론을 얻었다. "염분 섭취가 가장 적은 그룹은 뇌졸중이나 심근경색 등이 쉽게 발생하고 빨리 죽는다. 염분 섭취가 가장 많은 그룹이 가장 오래 살고 고혈압, 심근경색도 적었다…… 경제 선진국 중에서 염분 섭취량이 가장 많은 일본은 세계 최고의 장수 국가이다."

미국 심장학회로부터 고혈압학회의 최고상이라 불리는 '지바상'을 수상한 아오키 규조(青木久三) 박사는 "비타민C의 결핍은 특정 질환을 일으킬 뿐이지만, 염분의 결핍은 생명을 위협한다. 일본인의 고혈압증은 98퍼센트 이상이 소금과는 관계가 없다. 신장이나 호르몬, 혈관이나 혈액의 문제이다. 대다수 일본인에게 염분을 감량하는 것은 의미가 없고, 오히려 염분 감량은 건강에 큰 위험을 초래할 가능성이 크다"라고 경고했다. 소금의 성분인 나트륨은 뇌가 보내는 명령을 신경세포에 전달하는 등 생명 유지와 깊은 관련이 있다. 혈중 나트륨 농도가 지나치게 떨어지면 의식 혼탁, 구토, 혈압 강하, 실신 등 심각한 증상을 불러오며 최악의 경우 생명을 잃는다.

천일염은 과연 정제염보다 건강에 좋을까?

일반적으로 정제염은 "미네랄을 함유하지 않은 소금이므로 소금이라고 할 수 없다"라거나, "몸에 나쁘다"며 무조건 깎아내리는 사람들이 많다. 반면에 천일염은 덮어놓고 높이 평가하는 경향이 있다.

일본에서는 1971년에 이온 교환막법(交換膜法)이라는 기술이 보급되면서 전국에서 전통적인 염전이 사라졌다. 그리고 바닷물로 소금을 만들 때, 바닷물 속의 PCB(폴리염화바이페닐)나 다이옥신 같은 위험한 물질을 완전히 제거한 소금을 국민에게 공급하게 되었다. 이 소금이 바로 염화나트륨 99.5퍼센트 이상의 아주 순도 높은 정제염이다. 이런 관점에서 보면 천일염은 오히려 '불순 물질이 잔뜩 섞여 있는 소금'이라고 할 수 있다.

설탕, 쌀, 빵의 경우도 마찬가지이다. 하얗게 정제한 식품을 마치 독이라도 되는 양 혐오스러워하고 반면에 흑설탕, 현미, 검은 빵은 무조건 치켜세우는 것도 비과학적인 태도이다. 양쪽 모두 장단점이 있으므로, 자신이 좋아하는 것을 균형 있게 먹으면 된다.

33

커피는
암, 당뇨병, 뇌졸중
예방에 좋다

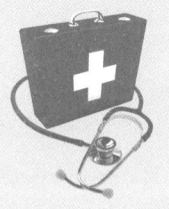

커피를 마시면
간암과 대장암에 걸릴 위험이 감소한다

프랑스의 정치가 탈레랑은 '커피예찬'이란 시에서 "좋은 커피란 악마처럼 검고 지옥처럼 뜨거우며, 천사처럼 순수하고 사랑처럼 달콤하다"라고 표현했다. 이 커피의 검은빛이 좋지 않게 여겨져서인지는 몰라도, 한때 커피는 '위를 상하게 한다'라거나 '암을 유발시킨다', '기미를 늘린다'와 같은 나쁜 평가를 받기도 했다.

하지만 커피는 두통이나 위통을 진정시키고, 졸음을 쫓아내는 약물로 널리 애용되던 음료였다. 최근에는 세계 각국의 대규모 조사에서 건강에 관한 커피의 놀라운 효과들이 확인되고 있다.

일본 국립암연구센터가 중심이 된 연구 팀은 40~69세의 남녀 9만 명을 10년 동안 추적 조사해서, "하루에 5잔 이상 커피를 마시는 사람의 간암 발병률은 커피를 마시지 않는 사람의 4분의 1이다"라고 발표했다. 이는 커피의 항산화·항염증 성분이 C형 간염의 진행을 억제하고 간암으로의 진행을 방지하기 때문으로 추측된다.

커피와 대장암에 관해서도 연구가 이루어진 바 있다. 기후대학교 연구 팀은 1992년부터 8년 동안 35세 이상의 지역 주민 3만 명을 대상으로 커피와 대장암의 관계를 추적 조사했다. 그 결과 커피를 마시지 않는 사람의 대장암 발병률을 '1'로 했을 때, 매일 커피를 1잔 이상 마시는 사람은 남성의 경우 0.81, 여성은 0.43으로, 특히 여성의 경우 대장암 발병률이 절반 이하로 억제되었다.

또한 미국 국립보건원(NIH)은 "커피를 하루에 2잔 이상 마시는 사람은 커피를 마시지 않는 사람에 비해 사망할 위험이 10퍼센트 이상 낮다"고 발표했다. 이는 1994년부터 14년에 걸쳐 미국 내에 거주하는 50~71세의 남성 약 23만 명, 여성 약 17만 명을 추적 조사한 결과이다. 이 조사에서 사망 위험률은 남성의 경우 커피를 마시지 않는 사람에 비해 커피를 하루 1잔 마시는 사람은 6퍼센트, 2~3잔은 10퍼센트, 4~5잔은 12퍼센트 감소했으며, 여성은 각각 5퍼센트, 13퍼센트, 16퍼센트 감소한 것으로 나타났다. 이 조사에서는 심장병, 뇌졸중, 당뇨병에 의한 사망 위험률은 감소했지만, 암에 걸릴 위험은 감소하지는 않았다.

건강과 미용을 동시에 챙겨주는 커피의 힘

네덜란드의 한 연구 팀이 9개 국가의 대규모 추적 조사 데이터를 정리하여 발표한 바에 의하면, "커피를 하루에 6~7잔 이상 마시는 사람의 경우 2형 당뇨병 발생률이 0.65배"라고 한다. 또한 미국 하버드대학교 의학부 연구 팀이 8만 8,000명의 여성을 24시간 추적 조사한 결과에 의하면, "담배를 피우지 않는 여성의 경우 커피를 많이 마시는 사람일수록 뇌졸중 위험이 감소한다"고 한다.

오차노미즈여자대학교의 곤도 가즈오(近藤和雄) 교수는 30~60대 여성 131명의 기미를 피부 깊숙이 숨어 있는 기미의 양까지 파악할 수 있는 기계로 측정하여, 커피 섭취량과 기미 간에 어떤 관계가 있는지 조사하는 실험을 했다. 구체적으로 말하면, 피험자의 커피를 마시는 양, 평소의 식생활과 운동량, 생활 습관까지 상세히 조사해서 그 조건들을 고르게 적용한 다음, 커피를 '전혀 마시지 않음', '가끔 마심', '하루 1잔', '하루 2잔 이상'의 그룹으로 나눠 얼굴의 기미 상태를 비교했다. 그 결과, "커피를 많이 마시는 여성일수록 기미의 양이 적다"는 결론을 얻었다.

핀란드와 스웨덴의 합동 연구 팀은 50대 남녀 1,409명을 마시는 커피의 양에 따라 하루 '1~2잔', '3~5잔', '6잔 이상'의 그룹으로 나누어 20년 이상에 걸쳐 설문 조사를 반복했다. 그 결과, 중노년 때 커피를 하루에 3~5잔 마시던 그룹만이 고령이 되었을 때 알츠하이머병 등의 치매에 걸릴 위험이 65퍼센트나 감소했다고 한다.

이처럼 여러 연구에서 나타나듯이, 커피는 건강을 지켜주고 미용에 효과가 있을 뿐 아니라 장수에도 도움이 된다는 것을 알 수 있다.

의사에게 **살해**당하지 않는 47가지 방법

이처럼 마음대로 변이를 일으키는 바이러스에 효과가 있는 백신을 만드는 것은 거의 불가능하다. 또한 백신으로 혈액 속에 약한 항체가 형성되었다고 해도 바이러스가 들어오는 목이나 코에는 항체가 만들어지지 않기 때문에 감염은 피할 수 없다. 감염은 막지도 못하면서 부작용은 쇼크 증상이나 돌연사처럼 치명적이니, 백신을 백신이라고 할 수 있을까?

내 몸 살리려면
이것만은 알아두자

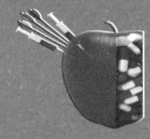

PART 5

34

건강해지려면 아침형 인간이 되라

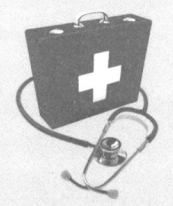

최고의 건강법은
일찍 자고 일찍 일어나는 것이다

무조건 건강해지는 생활 습관을 한 가지 추천하라고 한다면, 나는 두말할 것도 없이 '일찍 자고 일찍 일어나기'를 꼽을 것이다. 그것도 밖이 어두워지면 잠자리에 들고, 동트기 전에 일어나는 것이 가장 효과적이다. 이는 인류가 수백만 년 동안이나 반복해 온 기본 리듬으로, 우리 몸에 가장 무리가 없기 때문이다.

나는 오래전부터 항상 새벽 4시 전에 일어나, 5시대에 출근해서 6시부터 의학 논문을 읽거나 집필을 하고 있다. 그 시간대는 세상이 쥐 죽은 듯이 고요하고 정신은 맑디맑아, 연구가 가장 잘 진척되기 때문이다.

인간의 뇌는 수면 중에 기억을 선별해 쓸데없는 정보는 지우고, 필요한 정보는 우선순위에 따라 정렬한다. 따라서 잠에서 막 깨어난 머릿속은 방금 청소를 끝낸 방처럼 깔끔하게 정돈되어 있다.

그 날의 최고 상태인 몸과 뇌를 만원 전철에서 소모하거나 아침의 잡무로 생각 없이 보내는 것은 너무나 아까운 일이다. 아침은 차분히 생각하고 영감을 얻거나 명안을 짜내는 데 최적의 시간대이다. 사고방식도 적극적이므로 중요한 판단은 아침에 하는 습관을 들이면 인생 자체가 발전적이 된다.

아침에 일찍 일어나는 생활을 계속하면 뇌를 효과적으로 사용하는 쾌감에 눈을 뜨게 되고, 결과적으로 시간을 허비하지 않게 된다. 시간에 여유가 생겨 마음도 여유로워진다.

일찍 자고 일찍 일어나면 다이어트 효과도 높아진다

일찍 자고 일찍 일어나기의 의학적 효용은 우선 아침 햇살을 받음으로써 자율신경의 작용이 활성화되고, 체내 시계도 '리셋'된다는 점이다. 자율신경은 소화기관, 혈관계, 내분비샘, 생식기 등 생명 활동에 관여하는 여러 기관을 지탱하고 있으므로, 몸의 이런 작용은 아주 중요하다.

또 다른 의학적 효용 한 가지는 아침에 일찍 일어나면 체온의 변화와 리듬을 같이한다는 점이다. 인간의 체온은 새벽녘에 가장 낮아졌다가 낮 동안에는 상승하고, 밤이 되면 다시 떨어진다. 따라서 일찍 자고 일찍 일어나면 체온이 높아지기 시작할 때 일어나, 체온이 떨어지기 시작할 때 자게 된다.

이런 습관은 우리 몸의 리듬을 타고 자율신경뿐만 아니라 면역, 호르몬 등 몸의 모든 기능을 가장 무리 없고 쾌적하게 작동시킨다.

예를 들어 세포의 신진대사를 촉진하는 성장호르몬 등의 각종 호르몬은 수면 중 특히 24시 전후에 가장 활발히 분비된다. 매일 이 시간대에 숙면을 하면 뼈와 근육이 튼튼해지고, 피부가 재생되며, 병이나 상처가 순조롭게 회복된다.

또한 일찍 자고 일찍 일어나는 것만으로도 비만을 예방할 수 있다. 두 가지 자율신경 중 교감신경은 몸을 활발하게 움직이는 낮 시간에 작용하여 섭취한 영양분을 효율적으로 에너지로 바꾼다. 한편 밤이 되면 부교감신경이 우위가 되어 몸을 휴식 상태로 전환하고, 영양분을 체내에 저장하도록 한다. 일찍 잠자리에 들면 밤에 먹지 않게 되므로, 여분의 지방을 몸에 축적하지 않아도 된다는 장점이 있다.

35

지나친 청결은
도리어 몸에 해롭다

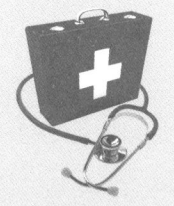

건강한 머리카락을 원한다면
머리를 자주 감지 마라

작가 이츠키 히로유키(五木寬之)와 대담을 했을 때, 예전부터 너무 궁금한 것이 있어서 실례를 무릅쓰고 이렇게 물어보았다.

"몇 달에 한 번밖에 머리를 감지 않는다는데, 그 말이 사실입니까?"

그러자 이츠키 씨는 이렇게 대답했다.

"네, 사실입니다. 예전에는 음력 7월 보름과 연말에만 머리를 감았는데, 주변에서 너무 심하다고들 해서 계절마다 한 번씩 감다가, 요즘에는 한 달 반에 한 번씩 감고 있습니다. 저는 '노숙자 중에 대머리는 없다'라는 진리를 발견했습니다."

즉 자주 머리를 감지 않으면 머리카락이 건강해진다는 확실한 증거가 바로 이츠키 씨인 셈이다. 그의 머리숱은 80세라는 고령의 나이 치고는 놀라울 정도로 풍성하기 때문이다.

우리 몸의 면역 상태는 자연계의 불결한 것, 기생충, 세균 등에 접촉하면서 성숙해가므로, 지나치게 청결한 환경에서는 약해진다.

일본은 세계에서 깨끗한 것을 가장 좋아하는 국가이다. 일본인은 세균이라는 말만 들어도 벌벌 떨면서 '소독', '항균' 제품으로 무장을 하고 있다. 현재 아토피 같은 알레르기가 급증한 것은 그 때문이라고 보는 견해가 유력하다. 노숙자나 목욕하는 습관이 없는 민족은 아토피 같은 질환이 없다. 표피를 덮고 있는 피지가 두껍고 수분량도 아주 많아 세균 같은 항원이 차단되기 때문이다.

자주 씻을수록 피부는 나빠진다

인간은 원래 몸 자체가 세균 덩어리이다. 입속에 있는 세균만도 수십억에서 100억 개에 이를 정도다. 또 장 속에는 300종의 100조 개에 달하는 엄청난 양의 세균이 비타민을 만들거나, 우리 몸의 대사나 소화를 돕고 있다. 인간의 몸에 세균이 없다면 우리는 즉시 병에 걸리고 말 것이다.

균에는 좋은 균과 나쁜 균이 있다. 청국장이나 요구르트를 만드는 유산균이 대표적인 좋은 균이라면, 식중독의 원인이 되는 살모넬라균이나 O-157 등은 나쁜 균이다.

그러나 "나쁜 균은 없애야 한다"고 단순하게 생각할 일은 아니다. 예를 들어 피부 표면에 항상 존재하고 있는 포도상구균은 땀 냄새를 일으키기 때문에 나쁜 균으로 생각되지만, 한편으로는 피부를 보호하고 몸에 치명적인 균이 정착하는 것을 막아준다.

세균에 지나치게 예민해져서 하루에도 몇 번씩 비누로 얼굴, 몸 등을 씻으면, 피지도 포도구균도 사라져 결과적으로는 나쁜 균이 증식해 피부가 거칠어진다.

특히 얼굴을 자주 씻어서 거칠어진 곳에 영양크림 같은 화장품을 바르면, 나쁜 균이 마음 놓고 활개를 치게 되므로 피부 상태가 더욱 악화되는 경우도 많다. 여성의 경우 음부를 비누로 지나치게 씻은 탓에 칸디다균이 증식해 질염을 일으키는 경우도 흔히 있다. 청결함이 도리어 해가 되는 것이다.

이츠키 씨와의 대담 후, 나는 '한 달 동안 머리 안 감기'에 도전해 보았다. 머리를 감고 한 달 정도 지나자, 두발 전체가 얼어붙은 툰드라지대처럼 딱딱해지고, 비듬 색깔도 검게 변해서 눈에 잘 띄지 않았다. 하지만 더 이상은 견딜 수가 없어서, 그 뒤로는 1주일에 한 번씩 머리를 감고 있다. 목 아래쪽은 기본적으로 비누를 사용하지 않고 뜨거운 물로 샤워만 하지만, 머리를 감지 않으면 목덜미 쪽이 더러워지기 때문에 이 부분만은 비누로 씻는다. 아토피로 고생하고 있다면 비누와 샴푸 사용을 중단해 보자.

36

큰 병원에서 환자는 피험자일 뿐이다

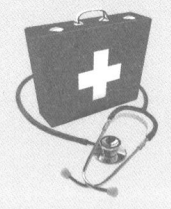

큰 병원에 가서는 안 되는
세 가지 이유

병원은 가까이하지 않는 편이 좋다고는 해도 어쩔 수 없이 달려가야 하는 상황도 있다. 이때는 어떤 병원을 선택하는 것이 좋을까? 보통은 대학병원이나 이름난 종합병원, 국립암센터 같은 큰 병원을 떠올리겠지만, 그런 병원은 가지 않는 편이 좋다. 나는 치료가 필요한 환자에게도 그런 병원은 소개하지 않는다.

첫 번째 이유는 그 병원들은 환자 수가 많고, 유명한 병원일수록 환자 개개인에 대해서 소홀한 경향이 있으며, 모든 과정이 기계적으로 진행되기 때문이다.

두 번째 이유는 큰 병원일수록 실험적인 부분에 주력하도록 되어 있기 때문이다. 예를 들어 '암'이라는 진단이 내려지면, 의사는 환자에게 반드시 사전 동의를 받는다. 이 절차를 거쳐야 신약 실험이 쉬워지기 때문이다. 신약 실험을 하면 제약회사로부터 자금 지원을 받게 되므로 병원을 경영하는 데에도 도움이 된다.

세 번째 이유는 유명한 병원일수록 병을 더 철저하게 찾아내게 되기 때문이다. 병을 못 보고 놓친다면 병원 명성에 누가 되므로, 환자가 일단 병원에 가면 철저하게 검사를 받게 될 수밖에 없다. 검사 항목에는 대부분 '기준치'라는 것이 있는데, 건강한 사람이라도 그들 중 5퍼센트는 기준치에서 벗어나도록 설정되어 있다. 10항목을 검사하는 경우, 적어도 1항목이 '기준치를 벗어난다'고 진단받는 사람이 40퍼센트나 발생하는 것이다. 30항목을 검사한다면, 78퍼센트가 적어도 1항목에서 '기준치를 벗어난다'는 진단을 받게 된다. 결국 <u>검사받는 사람의 약 80퍼센트가 병이 있거나 이상이 있게 되는 것이다.</u>

그렇게 병이 있다는 진단을 받으면 철저하게 치료를 받게 된다. 암이라면 수술이든 방사선이든 항암제든, 치료란 치료는 다 시도하게 된다. 하지만 그러다가 환자만 고통받게 되는 경우가 많다. 최고의 치료를 기대하며 찾아갔더니, 과잉 진료의 표적이 되는 것이다.

의사는 어떻게 선택해야 할까?

의사를 선택할 때는 다음과 같은 사항에 유의한다.

- 도서관이나 인터넷을 통해 자기 나름대로 정보를 모은다.
- 환자로서의 직감을 중요하게 여긴다.
- 환자의 얼굴을 보지 않는 의사, 환자를 무시하는 의사는 선택

하지 않는다.
- 의사의 설명을 맹목적으로 받아들이지 않는다.
- 의사의 유도에 주의한다.
- 약의 부작용, 수술 후유증, 생존율에 대해 제대로 설명해 주는지 지켜본다.
- 질문을 귀찮아하는 의사는 제외시킨다.
- 5종류 이상의 약을 처방하는 의사는 각별히 주의한다.
- 주치의 외에 다른 의사의 진단이나 소견을 들어본다.
- 검사 데이터나 엑스레이 사진은 환자의 것이므로, 그것을 떳떳하게 요구하고 제공받을 수 있는지를 살펴본다.

그리고 병원에 입원한 후에도 뭔가 잘못되었다고 느끼면 병원을 옮긴다. 환자에게는 병원을 옮길 권리가 있다.

내 지인은 유방암으로 진단을 받고 유방 절제 수술을 불과 며칠 앞둔 날, 계속 이상하다는 생각이 들어서 병원을 옮겼다고 한다. 그리고 다른 병원에서 진찰을 받았더니 유방암이 아니라는 진단을 받았다. 그대로 입원하고 있었다면 멀쩡한 유방이 잘려나갈 뻔한 것이다.

치료 방식이 이상하다고 생각될 때도 즉시 병원을 옮기도록 한다. 병원에서 아무 생각 없이 멍하게 있다가는 생명을 잃게 될 수도 있다. 결코 자신을 그냥 맡겨 놓고만 있어서는 안 된다.

37

스킨십은
통증과 스트레스를
줄여준다

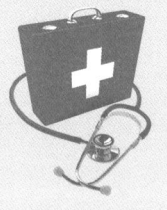

애정 어린 '터치'는
스트레스 완화에 효험이 있다

어렸을 때 열이 나거나 배가 아파 울고 있으면, 어머니가 이마에 손을 대주시거나 배를 어루만져 주셨다. 그러면 그 따스한 손길에 안도감이 들면서 슬며시 잠이 들곤 했다. 환자들 중에는 의사가 곧 괜찮아질 것이라며 어깨를 토닥여주자 거짓말처럼 통증이 사라졌다는 사람도 있다. 이런 마법 같은 '터치(touch)'의 기억은 누구나 갖고 있을 것이다.

애정이 담긴 손길은 가장 단순한 방법이지만, 의학이 아무리 진보해도 그 무엇으로도 대체할 수 없는 치료의 근본이다. 그 손길에 마음이 따뜻해지고 불안이 진정되면서 고통이나 통증이 놀라울 정도로 가벼워지고 증상이 사라지기도 한다.

북유럽에는 치매의 의사소통 방식으로 확립된 '탁틸 케어(Taktil care)'라는 요법이 있다. 1960년대에 스웨덴의 간호사들이 미숙아를 부드럽게 어루만지면 체온이 안정되고 체중이 증가한다는 사실을 알게 되었는데, 이것이 보급되면서 완화 치료요법으로 정착한 것이다.

탁틸 케어는 '만지다', '손등을 대다'라는 의미의 라틴어 '탁틸리스(taktilis)'에서 유래한 것으로, '피부를 통한 의사소통'에 중점을 두고 있다. 즉 등이나 손발을 어루만져 서로 신뢰감을 깊게 하고, 불안이나 스트레스를 완화하는 요법이다. 스웨덴에서는 보육원 아이들의 케어에도 도입하고 있다.

탁틸 케어는 지압이나 마사지처럼 근육을 누르거나 주무르지는 않는다. 예를 들어 등의 경우 양손바닥을 환자의 등에 감싸듯이 살짝 대고, 느긋하게 시계 방향으로 큰 원을 그려나간다. 그러면 환자는 긴장이 풀려 편안해지고 호흡이 깊어져 잠이 들기도 한다.

2009년 하마마쓰의과대학에서는 치매 증상이 있는 고령자를 대상으로 6주 동안 탁틸 케어의 효과를 알아보는 실험을 실시한 바 있다. 그 결과 하루에 20분씩 탁틸 케어를 받은 그룹은, 그것을 받지 않은 그룹에 비해 폭언이나 폭력 등의 공격성이 약해졌다. 또한 탁틸 케어를 받은 그룹은 기억 등의 인지 기능이 떨어지지 않고 유지되었다고 한다.

친밀한 접촉을 시도해 보자

일반적으로 동양인은 신체 접촉을 어색해해서 해외에서 처음 만나는 사람들이 인사의 의미로 포옹을 해도 당황하기 일쑤다. 물론 억지로 포옹할 것까지는 없지만, 스트레스 넘치는 현대 사회인 만큼 마음이 통하는 사람들과는 좀 더 신체 접촉의 기회를 늘려보는 것도 좋다. 예를 들어 동료나 가족과 이른바 '터치 주간'을 정해, 수시로 손을 잡고 어깨동무를 하거나, 지나는 길에 등이나 어깨를 어루만지는 등 가벼운 신체적 접촉을 해보자. 그러면 1주일 후에는 연대감이 더 깊어진 것을 느낄 수 있을 것이다.

요즘에는 지압이나 마사지가 보편화되어 있으므로, 서로 손바닥의 경혈을 눌러주거나 어깨를 주무르는 것도 좋다.

어른이 되어서도 스킨십은 스트레스와 불안을 해소하는 데 절대적인 효과를 발휘한다. 인간은 평생 타인의 온기를 갈망하는 존재이기 때문이다.

38

입을 움직일수록 건강해진다

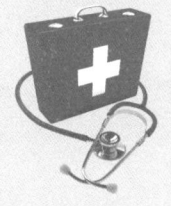

혼잣말하는 것은 좋은 습관이다

건강하고 활기찬 생활을 위해 열심히 몸을 움직이며 운동하는 사람은 많지만, '입 운동'에 신경 쓰는 사람은 별로 없는 것 같다. 예를 들어 껌을 씹으면 뇌 전체의 혈류량이 늘어나는데, 이것은 여러 차례의 실험으로 증명된 것이다.

껌을 씹을 때 움직이는 근육(교근)은 뇌신경과 연결되어 있기 때문에 뇌를 활성화하는 데 도움이 된다. 그리고 껌을 씹으면 입에서 침이 나오므로 소화효소의 분비도 촉진된다.

구강 케어 전문가의 말에 의하면, 치아가 많이 남아 있거나 틀니가 잇몸에 딱 맞아 제대로 씹을 수 있는 고령자는 치매에 잘 걸리지 않는다고 한다. 반면에 일어나지 못하는 등의 이유로 유동식을 하게 되면 뇌 기능이 뚝 떨어진다.

또한 입으로 소리를 내면 스트레스가 해소된다. 이것 역시 여러 가지 실험을 통해 증명된 사실이다. 다른 사람과 이야기를 하면 기분 전환이 되어 오감과 감정 상태도 자극을 받는다. 혼잣말을 하거나 텔레비전을 보면서 대꾸도 해보고, 자신의 의견을 말해 보는 것도 좋은 습관이다.

큰 소리로 "얍!", "파이팅!" 같은 기합을 외치면, 뇌의 빗장이 열린다고들 한다. 무섭거나 실패할 것 같다는 생각이나 잡념 등이 깨끗이 사라져 실력 이상의 힘이 발휘된다는 말이다. 큰 소리를 내면 그것이 진짜 에너지와 힘으로 연결되는 것이다.

입을 많이 움직일수록 늙지 않는다

웃음은 부작용이 없는 명약이다. 심박수나 호흡수가 늘어나 혈행이 좋아지고, 횡격막이 상하로 크게 움직여 배근육과 등근육이 운동된다. 위장을 자극해서 배변도 원활해지며, 심호흡 효과 등으로 자율신경과 호르몬의 균형이 바로잡혀 혈당치나 혈압이 안정되는 방향으로 작용한다.

웃으면 얼굴 근육도 운동이 된다. 다만, 평소에 우리는 표정근의 30퍼센트 정도밖에 사용하지 않기 때문에, 웃을 때는 가능한 한 입을 크게 벌리고 웃는 것이 좋다.

노래를 부르는 것도 좋은 방법이다. 최근에는 치매 치료에 노래를 부르는 것이 효과가 있다고 해서 주목을 받고 있다. 가사와 멜로디, 리듬을 맞추면서 노래를 부르다 보면 감정과 뇌가 활성화된다. 노래를 통해 슬픔, 기쁨, 그리움 등 여러 가지 감정을 발산할 수 있기 때문에 속이 후련해져서 몸도 가뿐해진다. 웃음과 마찬가지로 심호흡을 하게 되므로 횡격막도 상하로 크게 움직여 심폐 기능도 좋아진다.

맛있는 음식을 먹는 것도 오감을 기분 좋게 자극해 내장의 기능을 높여주기 때문에 일종의 스트레칭이라고 할 수 있다.

캐나다의 뇌신경외과 의사 와일더 펜필드(Wilder Penfield)는 인간의 각 신체 부위를 담당하는 뇌신경세포의 비율을 인체의 모습으로 재구성해서 입체적으로 표현했다. 이 모형은 펜필드의 '호문쿨루스(Homunculus)'라고 불린다. 호문쿨루스란 '작은 인간'이라는 의미로, 인간의 뇌 속에 작은 인간이 살고 있다는 발상에서 붙여진 명칭이다. 호문쿨루스는 두 손과 입이 기이할 정도로 큰 형상을 하고 있다. 손과 손가락, 입, 입술, 혀를 담당하는 신경세포가 압도적으로 많다는 말이다. 따라서 손과 입을 많이 움직일수록 뇌도 활발히 활동한다는 것을 알 수 있다.

39

걷지 않으면 모든 것을 잃는다

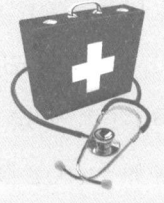

내 몸을 부지런히 사용하자

건강하게 천수를 누리는 비결은 '몸을 계속 움직이고 사용하는 것'이다. 예컨대 집에 사람이 살지 않으면 집이 금세 생기를 잃고 폐가처럼 변해가듯이, 인간도 질병, 우울증, 치매 등의 이유로 심신과 뇌의 활동이 저하되면 순식간에 쇠약해져 제 기능을 하지 못하는 '불사용위축(disuse atrophy)' 상태가 된다.

근육은 자주 사용하면 나이가 들어도 계속 굵어지고 강해진다. 이것은 연구를 통해 이미 밝혀진 사실이다. 뇌신경세포도 계속 생각하고 무언가를 느끼면서 살면, 100세가 되어서도 활발하게 활동한다. 반대로 사용하지 않는 근육은 즉시 약해지고 근육량도 줄어든다. 근육을 전혀 사용하지 않으면 근력은 하루에 3퍼센트 이상씩 저하되며, 고령자의 경우 한 달 정도만 누워 지내도 대부분은 제 힘으로 걸을 수조차 없게 된다. 감기에 걸려 몸져눕거나, 발을 삐어 얼마 동안 움직이지 못하는 정도의 사소한 일도 폐용증후군의 원인이 된다. 불사용위축 상태가 되면, 그 영향은 뼈, 관절, 피부, 뇌, 심장, 폐 등 온몸에 미친다.

인간의 하반신에는 전체 근육의 3분의 2가 집중되어 있고, 이것은 뇌간(腦幹)과 연결되어 있다. 뇌간은 호흡, 혈압, 체온 등의 조절중

추가 있어서 항상성(恒常性)을 유지하고, 그물체(reticular formation : 그물 모양의 신경계로, 이곳을 자극하면 최면에서 깨어나거나 의식이 명확해진다)가 있어 의식을 관장하며, 자율신경을 조정하는 등 여러 가지 중요한 기능을 담당하고 있다. '뇌사'란 뇌간이 활동을 정지한 상태를 말한다. 이처럼 뇌간은 그 이름에서도 알 수 있듯이, 사람이 살아가는 데 반드시 필요한 생명의 근본이자 대들보라고 할 수 있다.

우리가 걸을 때는 발바닥이나 하반신의 여러 가지 근육을 통한 신경 자극이 대뇌 신피질의 감각 영역(손발의 움직임 등 운동을 인식하는 곳)에 전달되어 그 과정에서 뇌간을 자극한다. 또한 보행 중에는 뇌 전체의 혈행도 좋아진다. 따라서 걸을 수 없게 되면 뇌가 제대로 활동하지 못하게 된다. 게다가 자극이 없는 생활로 의욕이 저하되어 희로애락을 느끼거나 대화할 기회가 줄어들면, 불사용위축은 단숨에 악화된다. 반대로 열심히 움직이고 운동을 즐기는 생활을 함으로써 불사용위축에서 벗어난 사람들도 많다.

근육은 쓰지 않으면 퇴화한다

살아 있어도 송장이나 다를 바 없는 상태가 되지 않으려면, 몸져

누워도 가능한 한 빨리 자리를 털고 일어날 수 있도록 노력해야 한다. 일어나지 못하는 상황이라도 손가락과 발가락으로 가위바위보를 해보거나 책을 소리 내어 읽어본다. 그것도 힘들다면 눈동자를 크게 굴려보거나 여러 가지 표정을 지어보고, 껌을 씹거나 재미있는 이야기를 생각해 보는 등 손발과 입, 몸과 뇌를 되도록 많이 움직이도록 한다. 마비나 장애가 온 경우는 한시라도 빨리 재활 치료를 시작한다.

통증은 누구에게나 나타날 수 있는 증상이지만, 특히 어깨나 등의 통증, 요통 등의 만성 근육통은 운동 부족으로 발생하는 경우가 많다. 얼마 동안 손을 위로 움직이지 않으면 만세 동작조차 힘들어지는 것처럼 근육은 쓰지 않으면 즉시 퇴화한다. 통증이 있다고 그 부분을 보호할 것이 아니라 충분히 움직여주는 편이 빨리 회복된다.

무릎 통증이나 오십견도 마찬가지이다. 오십견은 어깨관절 주변의 조직이 딱딱해져서 어깨를 돌리기가 힘들어진 상태로, 숨이 멎을 만큼 통증이 심해 팔을 들어 올릴 수 없는 경우도 많다. 이때 아프다고 움직이지 않고 그냥 내버려두면 그대로 굳을 염려가 있다. 용기를 내어 통증이 심하게 느껴지는 방향으로 눈물이 찔끔 나올 정도까지 계속 움직여보자.

40

독감 예방접종은
하지 않아도 된다

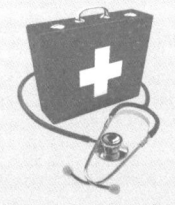

독감 백신은
독감 예방에 효과가 없다

겨울이 다가오면, 매해 독감을 예방하는 백신을 맞는 사람이 많다. 그런데 네덜란드 연구 팀이 백신을 맞은 그룹과 맞지 않은 그룹을 비교했더니, "독감 예방 효과가 전혀 없었다"라는 데이터가 나왔다. 게다가 60세 이상에서는 백신을 맞은 그룹 중에서 갑자기 사망하는 사람이 눈에 띄게 많았다. 표면적으로는 심근경색 때문이라고 하지만, 이는 어떻게 봐도 백신의 부작용으로밖에는 생각되지 않는다. 세계보건기구(WHO)와 일본 후생노동성도 홈페이지에 "독감 백신의 감염 억제 작용은 보장되어 있지 않다"라고 명시하고 있다. 백신으로 독감을 예방할 수 있다는 보장은 없다는 말이다. 이것은 어떤 의미로는 당연하다. 독감 바이러스는 쉽게 변이를 일으키므로, 효과가 있는 백신을 만드는 것은 이론상 거의 불가능하기 때문이다.

홍역 바이러스처럼 유전자적으로 안정되어 인간에게만 감염되는 바이러스에 대해서는 효과적인 백신을 만들 수 있다. 하지만 독감 바이러스는 인간을 감염시키면서 점점 형태를 바꿔나가 조류나 돼지 등 많은 동물에도 감염을 일으킨다.

이처럼 마음대로 변이를 일으키는 바이러스에 효과가 있는 백신을 만드는 것은 거의 불가능하다. 또한 백신으로 혈액 속에 약한 항체가 형성되었다고 해도 바이러스가 들어오는 목이나 코에는 항체가 만들어지지 않기 때문에 감염은 피할 수 없다.

감염은 막지도 못하면서 부작용은 쇼크 증상이나 돌연사처럼 치명적이니, 백신을 백신이라고 할 수 있을까?

독감을 예방하는
유일한 방법

항바이러스제도 마찬가지이다. 2009년에 돼지독감이 크게 유행했을 때, 세계적으로 유통되는 항바이러스제 타미플루의 약 70퍼센트가 일본에서 사용되어 화제가 된 적이 있다. 원래 유럽에서는 독감에 걸려도 대부분은 병원에 가지 않고 집에서 치료한다. 해외 학자들은 돼지독감의 팬더믹(pandemic : 세계적으로 전염병이 대유행하는 상태) 직후부터 의학 잡지 등에 "타미플루의 효과는 의심스럽다", "항바이러스 작용은 거의 인정되지 않는다"라고 발표해 왔다. "효과가 있다"라는 보고는 제약회사가 주도한 것이 많아 신빙성이 있다고 보기에는 어려운 실정인 것이다.

효과가 없는데도 타미플루의 사용으로 호흡 정지로 인한 돌연사가 발생하고, 의식이 몽롱한 상태에서 굴러떨어져 사망하는 사람들이 발생하는 등 타미플루의 부작용은 너무나 심각해 사회 문제가 될 정도였다.

또한 항바이러스제와 해열제를 같이 복용하면 39도 이상 되던 열이 단숨에 34도 정도까지 내려간다. 체온이 내려가도 바이러스는 소멸되지 않으며, 오히려 인체에 치명적인 영향을 미친다. 복용 후의 돌연사는 이러한 저체온화로 인해 일어났을 가능성이 크다.

그렇다면 독감은 어떻게 예방할 수 있을까?

바이러스는 목이나 코의 점막에 달라붙어 순식간에 세포 속으로 들어가므로, 물로 씻어내는 것은 무리다. 바이러스 입자는 아주 작아서 마스크의 섬유 틈새도 통과하기 때문에, 서양에서는 독감 예방에 마스크를 사용하지 않는다.

독감을 예방하는 유일하고 확실한 방법은 독감이 유행할 때 사람들이 붐비는 곳에 가지 않는 것이다. 하지만 사회생활을 하려면 감염은 피할 수 없다. 그럴 바에야 차라리 독감에 한 번 걸리는 것이 낫다. 독감에 걸려서 면역이 생기면, 그 후에는 잘 걸리지 않기 때문이다.

41

'내버려두면 낫는다'고 생각하라

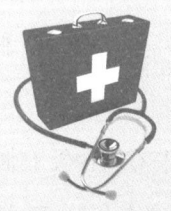

의사가 파업을 하면 사망률이 감소한다?

의사가 된 후로 의료에 대한 내 생각이 상당히 많이 바뀌었다. 앞에서도 이야기했듯이 의료 행위로 사람을 구하는 경우가 너무 적기 때문이다. 감기와 독감은 치료할 수가 없고 암, 신장병, 간염의 경우 낫지 않는 것은 어떻게 해도 낫지 않는다. 약을 사용하면 부작용이 심하고, 오히려 목숨이 단축되는 경우도 많다. 고혈압, 당뇨병, 류머티스는 수치를 낮추거나 통증을 완화하는 정도밖에 치료할 수 없다.

특히 고령이 될수록 의료 행위는 몸에 부담이 된다. 수술을 하면 후유증이나 합병증으로 생명이 단축되는 경우도 너무나 많다. 고령의 환자인 경우 약은 가능하면 먹지 않는 편이 좋다.

이런 맥락에서 의료 행위와 관련하여 아주 흥미로운 실화들을 소개해 보겠다. 1976년 남미의 콜롬비아에서는 의사들이 52일 동안 파업을 해서 응급치료 이외의 진료 활동이 전부 중단된 적이 있었다. 당시 신문이 이 사건의 기묘한 부작용으로 보도한 내용은 의사들이 파업을 해서 "사망률이 35퍼센트나 감소했다"는 뉴스였다. 콜롬비아 국영 장의협회는 마치 여우에 홀리기라도 했다는 듯이, "우연일지도 모르지만 사실은 사실이다"라는 논평을 발표했다.

같은 해에 미국 로스앤젤레스에서도 의사들의 파업이 있었다.

그로 인해 17개의 주요 병원에서 수술 건수가 평소보다 60퍼센트가 줄었는데, 그 결과 "전체 사망률이 18퍼센트 감소했다"는 발표가 보고되었다. 하지만 의사들의 파업이 끝나고 진료가 다시 시작되자, 사망률은 파업 전의 수준으로 되돌아갔다.

이스라엘에서도 1973년에 의사들이 파업을 결행했다. 이에 진찰받는 환자 수가 하루에 6만 5,000명에서 무려 7,000명으로 격감했다. 이후 예루살렘 장의협회는 "당시의 사망률이 절반으로 감소했다"라고 발표했다. 2000년에도 의사들의 파업이 있었는데, 예루살렘 장의협회의 집계로는 파업 중이던 5월의 사망자 수가 93명이었다고 한다. 이것은 전년도 5월의 사망자 수 153명보다 39퍼센트나 감소한 수치였다.

이 같은 사례에서도 나타나듯이, 얼마나 많은 사람들이 갈 필요도 없는 병원에 찾아가 생명을 단축하고 있는지 알 수 있다.

입원 기간이 길면 치매가 온다

병원에서의 입원 기간이 긴 것도 문제이다. 출산 후 입원 일수는 서양의 경우 하루나 이틀에 불과한데, 일본은 보통 1주일이나 된다.

또한 새끼손가락 뼈가 부러진 것뿐인데, 필요도 없는 항생물질 수액을 맞느라 며칠이나 병원에 입원해 있었다는 이야기도 들은 적이 있다. 특히 고령의 환자는 입원 일수가 긴 경우가 많다. 고령자의 평균 입원 일수는 덴마크의 경우 32일인 데 반해, 일본은 고령 입원자의 절반에 가까운 수가 6개월 이상 입원한다. 고령의 환자는 입원을 하면 대부분 침대에 누워만 있기 때문에 근력이 떨어져서 머리가 금방 둔해진다. 이것은 치매로 이어지는 큰 원인이 된다.

의학 전문지 〈뉴잉글랜드 저널 오브 메디슨〉의 편집장 인겔하임은 "질병의 80퍼센트는 병원에 갈 필요가 없다. 의사의 진찰이 필요한 경우는 10퍼센트 남짓이며, 병원에 간 탓에 오히려 더 나빠진 경우는 10퍼센트 조금 못 된다"라고 말했다. 이는 아주 정확한 말이 아닐 수 없다.

따라서 심하지 않은 통증이나 질환은 '내버려두면 낫는다'라는 생각으로 방치하고, 일상생활에 지장을 줄 정도의 증상이 있는 경우에만 병원에 가는 것이 좋다. 수술이나 입원을 권유받을 경우에는 정말로 그것이 필요한지 모든 정보를 찾아본 후에 결정하도록 한다. 이렇게 하면 인생의 마지막 시기를 편안하게 보낼 수 있을 것이다.

의 사 에 게 **살 해** 당 하 지 않 는 4 7 가 지 방 법

사전의료의향서란 죽음에 임박해 어떤 치료를 받고 싶은지에 대해, 판단 능력이 있을 때 미리 문서로 남겨두는 것이다. 외국에서는 이를 '리빙 윌(Living Will)'이라고도 한다. 각 병원이나 기관에서 나름대로의 양식을 만들어 사용하기도 하며, 특별한 양식 없이 자유롭게 작성해도 상관없다. 사전의료의향서는 아직 법적인 효력은 없지만, 이것을 써두면 의식을 잃은 뒤에도 가족이나 의사에게 연명 치료에 대한 자신의 의사를 전달할 수 있다.

웰다잉, 죽음을 어떻게 맞이할 것인가

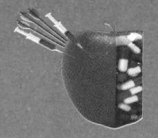

PART 6

42

건강하게
오래 살 수 있는
네 가지 습관

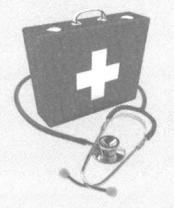

심장병으로는
갑자기 죽지 않는다

2011년에 일본의 한 연구소가 전국의 20~89세 남녀 924명을 대상으로 '이상적인 죽음의 형태'에 대해 물었다. 그 결과, "어느 날 갑자기 심장병 같은 병으로 죽고 싶다"라고 응답한 사람이 70.9퍼센트로 가장 많았다. 특히 60대의 경우는 이렇게 응답한 사람이 82.9퍼센트나 되었다. 복수 응답으로 그 이유에 대해 묻자, "가족에게 폐를 끼치고 싶지 않아서", "고통스럽게 죽고 싶지 않아서", "병석에 누워서 죽음만 기다리는 것은 의미가 없기 때문에"라고 답했다. 그들의 마음을 반영하듯, 현재 일본에서는 "건강하게 살다가, 갑자기 죽고 싶다"는 소원을 이루어준다는 사찰이 인기를 끌고 있을 정도다.

나 역시 할 수만 있다면 그렇게 생을 마감하고 싶다. 치매에 걸려 가족을 힘들게 하거나, 그저 숨만 쉬는 상태에서 튜브로 영양을 공급받거나, 극심한 고통이나 장애로 신음하면서 하루하루를 살아가는 것은 끔찍한 일이 아닐 수 없다. 하지만 어느 날 갑자기 죽는 것이 말처럼 그리 쉬운 일인가? 예를 들어 일본 국민의 70퍼센트 이상이 바라고 있는 '심장병 같은 병으로 돌연사'하는 것에 대해 생각해 보자.

현재 일본인의 사망 원인 중에 암 다음으로 높은 비율을 차지하는 병은 폐렴을 제외하면 심장병과 뇌졸중이다. 이 두 가지 병은 흔히 돌연사를 많이 일으키는 병으로 생각되지만, 실제로는 어느 날 갑자기 이런 병이 찾아와 바로 사망하는 경우는 매우 드물다. 대부분은 몇 차례나 발작을 일으키고 그때마다 살아나기를 반복하면서 점점 증상이 심각해진다.

뇌출혈의 경우 뇌간(뇌의 중심부)에 대출혈이 생기면, 호흡이나 심장 중추에 이상이 생겨 즉시 사망할 수 있다. 그러나 흔히 있는 대뇌반구 내 출혈의 경우는, 손발 한쪽의 마비가 오래 지속되는 증상이 나타난다. 이것은 본인뿐만 아니라 간호하는 가족에게도 고통스러운 일이다. 나의 친척 중에도 뇌졸중으로 반신불수가 되어 10년 가까이 집에서만 지내는 사람이 있다.

2012년 6월 후생노동성은 '건강 수명'이라는 새로운 지표를 발표했다. 이것은 '보살핌을 받지 않고 자립적으로 건강하게 생활할 수 있는 연령'을 말한다. 이 같은 의미에서 2010년의 건강 수명은 남성 70.42세, 여성 73.62세로, 평균수명은 남성 79.55세, 여성 86.3세이다. 즉 일본인은 죽기 전에 평균적으로 약 10년 동안이나 '건강하지 못해 보살핌을 받지 않고는 살아갈 수 없는 생활'을 하고 있다는 것이다. 이것이 초장수 국가인 일본의 현실이다.

하지만 팔팔하게 활동적으로 살다가 갑자기 죽는 것도 노력 여하에 따라서는 불가능한 일만은 아니다. 그 가능성을 높이는 방법도 여러 가지가 있다.

건강하게 장수할 수 있는
네 가지 생활 습관

● 응급 상황일 때 외에는 병원에 가지 않는다. 이것만으로도 검사로 인한 방사선 피폭이나 의미 없는 수술, 약해로 고통받거나 사망할 위험이 크게 감소한다.

● 사전의료의향서를 작성한다(239쪽 참조). 의식을 잃었을 때 연명 치료에 대한 자신의 의사를 명확하게 기록으로 남기고, 가족에게 전달한다.

● 넘어지지 않도록 주의한다. 나이가 들면 몸의 균형을 잡기가 어려워서 쉽게 골절을 일으킨다. 그러면 그대로 몸져눕게 되면서 의식까지 단숨에 흐려지는 경우가 많다. 계단 오르내리기는 균형 감각을 돕는 좋은 훈련이므로 평소 계단을 이용하도록 하자. 단, 계단에서 굴렀다가는 큰 사고를 당할 수 있으므로 무리하지 말고, 반드시 난간을 잡고 오르내리도록 한다.

● 치매를 방지하기 위해 노력한다(219쪽 참조). 치매가 와도 씹고 삼키는 기능은 유지되고 내장도 건강하므로, 세밀하게 환자를 잘 보살피면 10~15년 정도는 더 살 수 있다. 하지만 치매 환자를 보살피는 것은 너무나 힘든 일이므로, 가족을 불행하게 하지 않기 위해서라도 손발을 부지런히 움직여 치매를 예방하도록 하자.

43

희로애락이 강한 사람일수록 치매에 안 걸린다

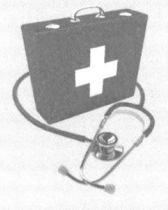

감수성이 풍부한 사람은
치매에 잘 안 걸린다

눈물이 많은 편인 나는 환자들의 이야기를 듣다가도 곧잘 눈물을 흘리곤 한다. 이 때문에 '울보'라는 별명이 붙은 적도 있다. 눈물만 많은 것이 아니라, 화도 잘 내고 조그만 일로도 웃음이 터지고 기뻐하며 상처도 잘 받는다. 이렇게 희로애락이 격렬하니, 유방암에 걸린 여성의 유방이 함부로 잘려나가는 것이 너무 안타깝고 도저히 용납되지 않아 '유방보존요법'을 적극적으로 알리게 된 것이다. 고통만 안겨주는 수술이나 항암제 치료를 강요당하는 환자들을 구하고 싶다는 마음이 '암 방치요법'을 확립할 수 있게 한 것이다.

나의 풍부한 감수성과 희로애락을 사람을 구하기 위한 에너지로 전환시킬 수 있어서 진심으로 다행이라고 생각한다.

사무엘 울만(Samuel Ullman)의 유명한 시 '청춘(Youth)'에는 청춘과 늙음에 대해 이렇게 표현하고 있다.

청춘이란 인생의 어느 한 시기가 아니라 마음가짐을 뜻한다.
굳은 의지, 풍부한 상상력, 불타는 정열, 꺾이지 않는 용기,
만족할 줄 모르는 모험심이야말로 청춘이다.
인간은 나이를 먹는다고 늙는 것이 아니라

꿈을 잃었을 때 늙는다.
세월은 피부에 주름살을 더하지만
정열을 잃으면 마음이 시들게 된다.

치매는 흔히 '고독병'이라고 불린다. 하루 종일 혼자서 텔레비전만 보는 일상이 계속되면 순식간에 치매가 온다. 텔레비전을 보고 있을 때의 뇌는 완전히 수동적이 되어, 멍하니 앉아 있는 것과 똑같은 상태이므로 점점 퇴화된다. 또한 손발을 거의 움직이지 않으므로 몸도 쇠약해진다.

반면에 똑같이 혼자서 생활해도 손자에게 줄 스웨터를 짜거나, 경품 응모하는 것을 좋아해서 시간만 나면 응모 엽서를 쓰거나, 과자를 구워서 친구에게 선물하는 등 취미 생활이나 소일거리로 손발과 머리를 자주 쓰는 사람은 치매에 잘 걸리지 않는다.

나이가 들어도
마음껏 울고 웃어라

뇌 속에서 기억을 관리하는 역할을 담당하는 기관은 '해마'이지만, 해마가 기억을 정리할 때 관여하는 또 다른 기관이 있다. 그것은 바로 '편도체'이다. 편도체는 오감을 통해 뇌로 들어온 정보에 대해 '좋다', '싫다', '기쁘다', '무섭다' 등의 감정 반응, 즉 희로애락을 처리하는 일을 담당한다. '가슴 떨리도록 두근거렸다'거나 '눈물이 멈추지 않았다', '오금이 저렸다'처럼 편도체와 연결되어 강렬한 감정이 동반되는 체험은 기억에 깊이 박혀 오랫동안 남아 있게 된다. 반대로 감정이 동반되지 않은 체험은 즉시 잊힌다.

또한 우리가 어떤 것을 배우거나 기억할 때 '이것은 꼭 알고 싶다'라는 생각이 강하거나 '이 시험에 떨어지면 낙제한다'라는 식의 압박이 있으면 기억력은 단숨에 좋아진다.

희로애락이 강할수록 뇌는 아주 활발하게 활성화되고, 기억을 저장하는 서랍도 늘어난다. 치매를 예방하려면 요즘 한창 유행인 두뇌 트레이닝보다, 의식적으로 희로애락의 폭을 넓히는 것이 좋다. 즉 여러 가지 일에 호기심을 가지며, 즐거울 때나 기쁠 때 크게 웃고, 슬플 때나 화가 날 때는 마음껏 우는 것이다.

사무엘 울만이 말하는 "불타는 정열", "만족할 줄 모르는 모험심"까지는 아니더라도, 항상 자신에게 '마음껏 울고 웃어라'라고 되뇌는 것만으로도 뇌는 놀라울 정도로 젊어진다. 오감을 가능한 한 젊게 유지하여 둔감해지지 않도록 하는 것이 뇌를 노화시키지 않는 비결이다.

44

100세까지 일할 수 있는 인생을 설계하라

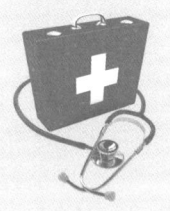

100세까지
일하는 시대가 온다

"일흔 살 때부터 일하고 있는 지금 회사가 내 인생에서 가장 오랫동안 근무하는 회사일 것입니다." 이는 지금도 매일같이 지하철을 갈아타며 출퇴근을 계속하고 있는 '100세 회사원' 후쿠이 후쿠타로 (福井福太郞) 씨의 말이다. 후쿠이 씨에 대한 이야기가 방송에 소개된 것은 2012년 9월이었다. 같은 달 후생노동성은 100세 이상의 일본인이 5만 명을 넘어섰다고 발표했다. 그리고 향후 2052년에는 100세 이상의 일본인이 70만 명에 달할 것이라고 전망했다. 지금 60세 이상의 일본인 중에 70만 명이 40년 후에도 아직 살아 있을 것이라는 말이다. 아마 머지않아 '100세 회사원'은 더 이상 뉴스거리도 안 되고, 80세, 90세, 100세까지 일하는 것이 보통인 시대가 올 것이다.

정년을 65세로 연장하자는 논의가 진행되었을 때, 정부의 국가전략회의에서는 '40세 정년제'라는 대담한 제안도 나왔다. 이는 모두가 75세까지 일하기 위해 40세 정도에서 재교육과 재취업을 위한 일단락을 지어보자는 취지에서다.

60대에 모두가 일을 그만두고 연금으로 여생을 편안히 보낼 생각만 한다면 사회는 유지되지 못할 것이다. 그들 역시 40년이나 사회의 짐짝 취급을 받으며 사는 것이 좋을 이유는 없을 것이다.

정년 후를
풍요롭게 보내기 위한 방법

최근 들어 '어떻게 죽을 것인가'에 대해 사람들의 관심이 많이 쏠리고 있다. '치매에 걸리거나 오랜 투병 생활로 가족에게 폐를 끼치고 싶지 않다', '치료로 고통받고 싶지 않다', '튜브로 영양을 공급받는 산송장이 되기는 싫다'며, 인생의 마지막 순간에 비참한 일을 겪지 않기 위해 어떻게 죽어야 하는지를 모색하고 있다. 2012년 경제 주간지 〈닛케이비즈니스〉(9·10호)는 '100세까지 일하는 시대가 온다'라는 특집 기사에서, 정년 후를 여유 있고 풍요롭게 보내기 위한 방법을 다음과 같이 소개했다.

- 사회 환경에 맞는 기술을 미리 습득한다.
- 오랫동안 건강하게 일하기 위해 자발적인 건강관리에 신경 쓴다.
- 지금까지 키워온 인적자원을 다음 세대에 어떻게 활용할지 그 방법을 생각한다.
- 회사 생활을 할 때의 지위나 자부심에 연연하는 것은 백해무익하다.

인류 역사상 전무한 초장수 사회를 지금부터 걸어가야 할 우리는 발상을 크게 전환해야 한다. 이를 위해서는 정년 후에도 사회 환경에 뒤처지지 않는 데 그칠 것이 아니라, 한 발 먼저 앞서 가려는 마음가짐을 가져야 한다. 평생 건강하게 살 수 있도록 노력하는 태도보다는 계속 일할 수 있도록 건강관리에 신경 써야 한다. 또한 지금까지 맺어온 인간관계는 옛정을 새로이 하기보다 사회 환원에 활용할 수 있도록 한다. 그리고 이전에 회사 생활할 때의 지위나 자부심에 연연해하지 않는 것이 좋다.

또한 이 특집 기사에서는 대기업에서 은퇴한 사람들이 중소기업의 경쟁력을 끌어올리는 데 이바지하기 위해 결성한 '경영 지원 NPO클럽'에 대해서도 소개하고 있다. 이 기사에 의하면, 평균 연령 70.1세인 약 160명의 회원이 투입되어 쇄도하는 안건에 대응하고 있다고 한다.

나는 예순을 넘기면서부터는 '이제 죽을 날이 얼마 남지 않았다'라고 생각하고 있었다. 그런데 '2052년에 100세 이상의 일본인이 70만 명'이라는 기사를 본 뒤로는 생각을 고쳐먹었다. 40년은 죽을 날을 기다리고만 있기에는 너무 긴 시간이다. 지금은 나 역시 인생의 새로운 단계를 시작하기 위해 여러 가지를 생각 중이다.

45

당신도 암에서 예외일 수는 없다
－ 암 진단 후 대처 사례

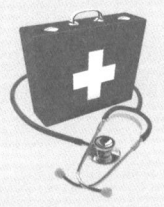

암을 선고받았을 때 대처하는 법

"몸이 아무래도 이상해서 검사를 받았더니, 느닷없이 진행 암 선고를 받았다."

우리 인생에는 이런 일도 충분히 일어날 수 있다. 이 같은 상황에서의 대처법을 Q&A 형식으로 설명해 보았다.

위암 진단을 받았을 경우

Q 60세의 남성입니다. 갑자기 소화도 안 되고 음식을 먹을 수가 없어서 내시경 검사를 받았더니, 위암으로 위의 출구가 좁아져 있었습니다. CT 검사에서는 간에 두 군데의 전이 병소가 발견되어 의사로부터 수술과 항암제 치료를 권유받았습니다. 어떻게 하면 좋을까요?

A 일본의 많은 외과의사들은 간에 전이가 되어도 위 적출 수술을 권합니다. 그러나 위는 전부 적출하는 것은 물론, 부분적으로 절제하는 경우에도 생활의 질이 크게 떨어지고 생명이 단축됩니다. 절제 수술은 하지 않는 편이 좋습니다. 그리고 이 경우에는 항암제 치료도 받지 않는 것이 최선책입니다. 위암에 효과적인(연명 효과가 있는) 화학요법은 없기 때문입니다.

그렇다면 어떻게 해야 할까요? 내 말이 심하다고 생각될 수 있겠지만, 그 대응의 첫걸음은 '낫기를 포기하는 것'입니다. 고치려고 생각할수록 무의미한 치료에 매달려 생명과 재산을 잃게 되기 때문입니다. 그보다는 증상 완화나 연명이라는 현실적인 목적을 세워야 합니다. 이 경우는 입으로 음식물을 섭취하도록 하는 것이 중요합니다. 예를 들어 협착 부위를 우회하여 식도를 위나 소장과 연결하는 우회 수술이 있습니다. 단, 이 방법은 개복할 때까지 복막 전이의 유무를 확인할 수 없다는 문제가 있습니다. 만약 복막에도 전이가 되었다면 개복한 만큼 손해를 보게 됩니다.

두 번째 방법은 스텐트(stent) 삽입술입니다. 금속 그물망 장치인 스텐드는 접으면 가는 막대가 되는데, 이 막대를 내시경으로 보면서 좁아진 위 유문(출구)에 삽입해 십이지장까지 닿게 합니다. 그리고 마치 우산을 펴듯이 스텐트를 펴면, 암 덩어리가 떠밀려 위와 십이지장 사이에 터널이 생기므로 경구 섭취가 가능해집니다.

담낭암 진단을 받았을 경우

Q 진행 담낭암이라는 진단을 받았습니다. 병원에서는 항암제 치료를 권하고 있습니다. 곤도 선생님은 소화기암에는 항암제가 듣지 않는다고 말씀하셨는데, 어떤 잡지에서 담낭암이 항암제로 사라졌다는 기사를 읽었습니다. 예외도 있는 것일까요?

A 일반인들은 항암제로 암 덩어리가 사라지거나 크기가 작아지면, 치료되었거나 좀 더 살 수 있다고 생각합니다. 하지만 사실은 그렇지 않습니다. 사람들이 착각하고 있는 것입니다.

담낭암이 항암제로 사라지는 경우는 전체 환자의 1퍼센트 전후로 아주 드뭅니다. 정소 종양이나 융모상피암을 제외하면, 다른 암이 완전 소실될 확률도 마찬가지입니다. 그리고 이 귀중한 1퍼센트의 경우도 치료된 것이 아닙니다. '완전 소실'이라고 해도 암 덩어리가 검사에서 발견되지 않을 정도의 크기로 줄어든 것일뿐, 암은 반드시 다시 커집니다. 그리고 항암제에는 독성이 있어서 반복해서 투여하면 금방 치사량에 달하게 됩니다.

항암제 치료 전문가들은 암이 축소되거나 소실되면 "효과가 있다"고 떠들어대면서 세상을 착각에 빠뜨립니다. 암 덩어리가 완전히 축소된 경우만 언론에 소개하고, 환자의 그 후의 상태를 알려주지 않는 것도 사람들을 착각하게 만드는 계략이라고 할 수 있습니다. 나는 암이 사라졌다는 기사는 사기나 다름없다고 생각합니다.

46

자연사를 선택하면 평온한 죽음을 맞을 수 있다

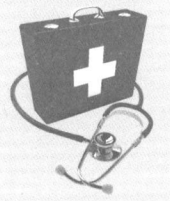

암을 치료하지 않고
자연사를 선택한 환자의 사례

나는 전이암 환자들의 마지막을 많이 지켜봐왔다. 임종에 가까울 때 환자가 의식이 또렷하면 통증이나 호흡 곤란 등으로 힘들어하게 된다. 이런 경우는 앞에서 이야기했듯이 모르핀으로 통증을 조절할 수 있다. 임종이 가까워진 환자들은 자신들의 죽음 자체를 냉정하게 받아들이는 편이다. 여기서는 암 치료를 전혀 받지 않은 두 환자의 '자연사'에 대해 이야기해 보려 한다.

한 사람은 식도 부근에 암이 생긴 위암 환자로, 임종에 가까웠을 때 먹지도 마시지도 않고 연명치료도 거부한 남성이다. 그가 치료를 받고 싶지 않다고 해서 상태를 지켜보고 있었는데, 그는 암 선고를 받고 약 7년을 더 살았다. 마지막에는 암이 점점 커져서 식도가 거의 막히다시피 했다. 이런 경우 음식물이 통과하기 어려워 식욕이 떨어지는데, 환자 본인은 그냥 그대로 놔두기를 원했다. 식도를 조금만 넓히면 음식물을 넘길 수 있어서 좀 더 살 수 있을지 모른다고 제안해 보았지만, 환자는 예전에 수술로 고통받은 경험이 있어서 어떤 처치도 "싫다"며 거부했다.

그는 점점 야위어갔다. 마지막까지 물은 어렵사리 넘길 수는 있었다. 식도를 넓히는 시술을 거부하고 3주일 정도 지나자, 가족으로부터 그가 세상을 떠났다는 연락이 왔다. 쇠약사라고 해야 할지, 아사라고 해야 할지는 모르겠지만 촛불이 꺼지듯 그렇게 숨을 거두었다.

또 한 사람은 직경 2센티미터 크기의 유방암이 발견된 45세의 여성이었다. 그녀는 유방을 절제하지 않고 그대로 방치하고 있었다. 4년이 지나자 암이 20센티미터 크기로 증식해, 유방 전체가 암으로 뒤덮여 피부가 새까맣게 변색했다. 부위에 따라서는 피부가 헐어서 궤양이 생기고, 여기로 암세포가 노출되어 마치 흰 거품을 뿜는 것처럼 보였다. 하지만 이 정도로 심한 말기 증상이 나타나면서도 통증은 느끼지 않았다. 마지막에 그녀는 일어나지 못하고 누워 지내야 했지만, 그때도 통증을 호소하지 않았다. 그리고 그렇게 체력이 점점 떨어지면서 촛불이 꺼져가듯 조용히 세상을 떠났다.

4년 전에 수술을 받았다면 그녀는 좀 더 살 수 있었을지도 모른다. 물론 더 빨리 세상을 떠났을 수도 있었을 것이다.

평온하게 살 것인가, 병과 싸울 것인가

생존율은 어떤 경우든 확실한 보장을 할 수 없다. 따라서 말기에 여러 가지 증상이 나타나더라도 평온하게 삶을 마무리하는 쪽을 선택할지, 표준 치료를 받아들여 고통스럽더라도 좀 더 살 수 있을지도 모를 방법을 선택할지 미리 생각해 보고 가족과 함께 이야기해 두는 것이 좋다.

한편 집에서 환자의 병구완을 하는 경우도 있으므로, 임종의 순간에 대해서도 잠깐 이야기하겠다. 집에서 임종을 맞는 경우 세상을 떠나기 1시간 전이나 30분 전까지는 가족과 이야기를 하거나 부르면 미소를 지으며 대답하는 일도 많다.

그러다가 임종이 다가오면, 환자의 반응이 둔해져 이름을 불러도 좀처럼 응답하지 않는다. 이 상태를 '의식 수준의 저하'라고 한다. 이때 환자가 크게 숨을 쉰 다음 10초 정도 숨이 멈추고, 다시 숨을 쉬는 경우도 있다. 고통스럽게 보일 때도 있지만, 환자에게는 의식이 없기 때문에 고통을 느끼지 않는다. 이후 점점 아래턱을 위아래로 움직이는 호흡으로 바뀐다. 이 상태를 '하악 호흡'이라고 한다. 최후의 호흡인 셈이다. 그러다가 호흡이 정지하면 의사에게 연락하도록 한다.

47

죽음을 대비해 사전의료의향서를 써 놓자

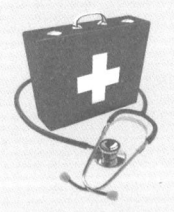

당신은
어떻게 죽고 싶은가?

"곤도 선생님은 어떻게 죽고 싶으십니까? 병원이 좋은가요? 아니면 집에서 눈을 감고 싶은가요?"

언젠가 취재 온 기자가 이렇게 물었을 때, 당황한 나머지 제대로 대답하지 못했던 기억이 있다. 실은 나도 내가 죽을 때의 일을 그렇게까지 구체적으로 생각해 본 적이 없다. 하지만 기자에게 질문을 받고 나니 여러 가지 생각이 머릿속을 지나갔다. 나는 병원에서 많은 사람들이 지켜보는 가운데 죽는 것은 싫다. 가능하다면 내 집의 내 침대에서 조용히 죽고 싶다. 하지만 그때 나를 돌봐줄 사람이 있을까? 아내가 나보다 먼저 세상을 떠났다면 그땐 어떻게 해야 할까? 나이를 먹고 쇠약해진 몸으로 혼자 죽어가는 것은 매우 쓸쓸한 일일 것이다. 다음의 자료에서 볼 수 있듯이, 현대 사회에서 자신의 집에서 생을 마감할 수 있는 사람은 소수에 불과하다.

- 자신의 집에서 사망하는 사람 : 12.4퍼센트
- 병원 등의 의료 시설에서 사망하는 사람 : 80.8퍼센트
- 노인 요양원이나 노인 보호시설에서 사망하는 사람 : 4.3퍼센트

*2009년 일본 후생노동성 발표

● 전화로 통보하고 구급차가 현장에 도착할 때까지 걸리는 시간 : 평균 약 8분
● 전화로 통보하고 의료기관에 수용될 때까지 걸리는 시간 : 평균 약 36분

*2009년 일본 총무성 발표

"쓰러져도 그냥 놔둘 것. 옆에 오지도 말 것."

이것은 내가 작성해서 가족에게 건네 둔 '사전의료의향서'의 요지이다. 앞에서도 이야기했듯이, 나는 '어느 날 갑자기 죽고 싶다'는 희망이 강하기 때문에 이렇게 써 놓은 것이다. 밖에서 쓰러지면, 보통은 곧바로 응급실로 실려 간다. 뇌출혈이라면 의사는 머리를 열고 혈관을 클립으로 묶어 지혈한 다음 혈전을 제거한다. 심근경색이라면 심장혈관에 가는 관을 삽입하고, 막혀 있는 혈전을 약으로 녹인다. 자력으로 호흡할 수 없는 경우는 기관에 관을 넣어 인공호흡기에 연결한다.

요즘 세상은 이처럼 고도의 치료술이 발달되어 있기 때문에 단숨에 죽는 일이 결코 쉽지 않다. 그리고 이런 치료를 받으면 상당히 높은 확률로 반신불수 등의 심각한 후유증을 떠안게 된다.

재활 치료는 너무나 힘들고, 튜브나 인공호흡기에 연결된 채로 죽는 것은 정말이지 싫다. 나는 수명에 몸을 맡기고 자연스럽게 죽고

싶다. 하지만 현대 사회에서는 이처럼 인간으로서의 당연한 바람이 좀처럼 이루어지지 않는다.

당신은 어떤 연명 치료를 희망하는가?

최근 사전의료의향서가 자주 화제가 되고 있다. 앞에서 설명했듯이, 사전의료의향서란 죽음에 임박해 어떤 치료를 받고 싶은지에 대해, 판단 능력이 있을 때 미리 문서로 남겨두는 것이다. 외국에서는 이를 '리빙 윌(Living Will)'이라고도 한다. 각 병원이나 기관에서 나름대로의 양식을 만들어 사용하기도 하며, 특별한 양식 없이 자유롭게 작성해도 상관없다.

사전의료의향서는 아직 법적인 효력은 없지만, 이것을 써두면 의식을 잃은 뒤에도 가족이나 의사에게 연명 치료에 대한 자신의 의사를 전달할 수 있다.

"튜브 영양처럼 강제적인 영양 공급은 일절 하지 않는다"라거나, "인공호흡을 1주일 동안 지속해도 의식이 돌아오지 않으면 장치를 떼어내기 바란다"라거나, "식물인간 상태가 되어도 될 수 있는 한 계속 살고 싶다" 등 자신이 직접 설명할 수 없을 때를 대비해 '어떻게 죽고 싶은지'를 되도록 구체적으로 쓰고, 가족의 동의도 받는다. 그리고 고칠 것이 있으면 매년 새롭게 고쳐 쓴다.

마침 좋은 기회라고 생각되어 나도 이 자리를 빌려, 쓰러져 병원에 실려 갔을 때를 대비한 사전의료의향서를 써보았다. 독자 여러분도 한번 써보기 바란다. 그리고 가족이나 지인이 아는 곳에 이 문서를 보관하도록 한다.

곤도 마코토의
사전의료의향서

연명 치료는 절대 하지 말아 주십시오.

나는 오늘까지 자유롭게 살아왔습니다.

64세까지 좋아하는 일에 열중하며 행복한 인생을 살았습니다.

그러니 나답게 생을 마감하고 싶습니다.

지금 나는 의식을 잃어가고 있거나

불러도 아주 약하게 반응할 뿐이라고 생각합니다.

이미 자력으로는 호흡도 거의 불가능할지 모릅니다.

하지만 이대로 눈을 감아도 전혀 여한이 없습니다.

그러니 구급차는 절대 부르지 말아 주십시오.

이미 병원에 실려 왔다면 인공호흡기를 연결하지 마십시오.

연결했다면 떼 주십시오.

자력으로 먹거나 마실 수 없다면, 억지로 음식을 입에 넣지 말아 주세요. 수액도, 튜브 영양도, 승압제, 수혈, 인공투석 등도 포함해 연명을 위한 치료는 그 어떤 것도 하지 말아 주십시오.

이미 하고 있다면 전부 중단해 주시기 바랍니다.

만약 내가 고통을 느끼고 있는 것 같다면,
모르핀처럼 통증을 완화시키는 처치는 감사히 받겠습니다.
지금 내 생명을 연장하고자 전력을 다하고 계시는 분께
진심으로 감사드립니다.
그러나 죄송하지만 나의 바람을 들어주십시오.
나는 이 문장을 냉정하게 생각한 후에 작성했으며,
가족의 동의도 받았습니다.
연명 치료는 일절 하지 않았으면 좋겠습니다.
부디 마지막 소원을 들어주시기 바랍니다.
결코 후회하지 않을 것을 여기에 맹세합니다.

20○○년 ○월 ○일

주소
자필 서명　　　　　　　　　　　　　　　　　　(인)
증인 서명　　　　　　　　　　　　　　　　　　(인)